文經家庭文庫 166

# 減腰圍多活幾年

黃麗卿 著

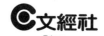

文經社
Taiwan

COSMAX
PUBLISHING Co.
Since 1981

# 腰圍肥胖，是心血管疾病的前兆

從一位心臟科醫師的角度看代謝症候群，面對三高（高血壓、高血糖、高血脂與肥胖）的病人，我會立刻聯想到其三條主要冠狀動脈的狀況，腦中浮現狹窄的動脈管徑。在諸多危險因子交錯下，即使使用支架擴張冠狀動脈，如果後續沒有控制三高，冠狀動脈再次阻塞的機會將大幅增加。

預防絕對是勝於治療的，當診斷出有血管粥狀硬化疾病的時候，其實血管硬化的過程，已經在體內悄悄進行數年至數十年了，沒有症狀，也不容易使用一般檢查得知，此期表現出來的警訊，唯有三高與腰圍肥胖這些症狀。尤其是有心血管疾病或是糖尿病家族史的人，三高與腰圍的評估與治療，就是預防血管粥狀硬化疾病最有效的方法。

代謝症候群是21世紀初全球才開始盛行的觀念。以前每個危險因子各自被學者探討研究，後來才發現集合這些危險因子的危險性更大，而且每個危險因子的標準都訂的比診斷疾病低一些，這樣的代謝症候群診斷標準，可以使用在預防血管粥狀硬化疾病上，也就是說「防治代謝症候群，就是預防血管粥狀硬化疾病」，「預防血管粥狀硬化疾病，等於預防冠狀動脈心臟病、腦中風」。

作者黃麗卿是一位認真的醫師，專長在預防醫學與瘦身醫學。這本書是她多年行醫的心血結晶，將嚴謹的學理以輕鬆易懂筆觸寫出來，讓飲食控制或是養成運動習慣變得切實可行，不僅對減肥者或是代謝症候群患者，也對一般民眾的健康促進有實質上幫助，非常值得一讀！

馬偕紀念醫院院長

蔡正河

　　正當世界各國，專注於打擊恐怖主義之際，因肥胖與其他「生活方式疾病」造成的死亡人數已超過數百萬人，比恐怖攻擊造成的死傷，有過之而無不及。肥胖症是各類疾病的危險因子，易引致：高血壓、高血脂症、痛風、第二型糖尿病、心血管疾病、腦血管等疾病，這些慢性病常年盤踞十大死亡原因排行榜，想遏阻這些慢性疾病蔓延，最優先的工作，就是減下腰圍。

　　當體重過重時，只要持續地、適度地減輕體重達5～10％，即可大大降低肥胖對身體的危害。近年來醫學研究發現，BMI值越高，引發心血管疾病的危險愈高，BMI若大於25以上，十年後，可能發生的健康危機有：

　　　・罹患高血壓的危險性是體重正常者的2.7倍；
　　　・罹患高三酸甘油症的危險性提高3.2倍；
　　　・高尿酸血症的危險性也達到2.8倍；
　　　・發生糖尿病的危險性更高達14.8倍；

　　心臟病、腦中風、糖尿病、高血壓、腎臟病等等，這些心血管或是代謝疾病，都與代謝症候群有關。摒除了不能改變的年齡老化因素，最致命的殺手是抽菸與肥胖，幸好抽菸與肥胖都是可以改變的。

　　21世紀的心血管疾病與糖尿病，稱為「生活習慣病」其中歸因於遺傳的不到20％，歸因是醫療不足的約10％，真正影響心血管疾病的，在於你如何吃、如何動、如何工作、如何休息、如何過你的生活。因此希望我們提出的「護心計畫」，能讓你自動地「吃得健康」、「動得健康」，擁有「一份好心情」，改變種種「傷心」的生活習慣。

「體重過重的人，罹患疾病風險比較大，是不是健保費該多繳一點？」

基於這樣的立論，日本政府已經立法規定，如果私人企業員工，腰圍沒有在標準範圍內，公司就要被罰款，用來支付國家的醫療支出；依照日本的規定，男性腰圍必須在33吋以下，女性比較寬鬆，要在35吋以下，為了符合政府規定，日本企業想盡各種辦法，要幫員工減肥。

減肥切入代謝症候群治療是新鮮的觀念，除了每天量體重，重視腰圍變化之外，還要檢視是否達到減肥所帶來的好處：

**檢視1**：了解肥胖是否影響其他危險因子，是不是有代謝症候群？

**檢視2**：有危險因子的一併處理。

**檢視3**：追蹤減肥之後，代謝症候群危險因子是否改善了。

常常問減肥的人：「這樣減重，你快樂嗎？」如果回答快樂的人，減重就算成功一半了。如果回答很痛苦，這時候請先不要將心思放在減重上，也許有困難的事占據你的頭腦與時間，以後等準備好之後想減重再說。如果因為要減重反而帶來焦慮憂鬱，對心臟絕對有害，減重效果也會大打折扣。

曾經刊登在小兒科醫學期刊的論文指出，嚴重肥胖的孩子，心理的創傷嚴重，生活品質量測分數比做化療的癌症孩子還低。給孩子們健康快樂，不就是當初養兒育女的初衷嗎？

有位研究所剛畢業的學生由媽媽陪同來減重，低垂著頭，眼神閃爍，竟不能自己表達，而由媽媽代為敘說狀況。體重增加十多公斤的原因，在於以飲食來紓解碩士班

種種壓力，又因為忙碌而缺乏運動。問其減肥後的打算，媽媽哭了，說：畢業後沒有去找工作，因為害怕被人以異樣眼光看待，喪失對自己的信心。

　　減肥成功後，已在工作的她，請媽媽來醫院代為表達感謝。媽媽說，這個孩子從小就從不需要人擔心，一路順遂，現在才曉得她需要的是外人的鼓勵。這是我踏入「體重控制」醫師行列初期遇到的個案。想到這位同學，就能激勵自己持續在減肥路上，當一位協助、鼓勵與陪伴者的角色。

　　本書的出版目標，不是要教你瘦成紙片人，而是從腰圍控制做起，將注意力從體重的數字，轉移到腰圍的數字上，減少危害健康的內臟脂肪，減低罹患慢性病的風險，讓身體正常運作，自然得到健康。

馬偕紀念醫院家醫科主任

黃麗卿

# 目次

推薦序：腰圍肥胖，是心血管疾病的前兆　蔡正河 ........ 002

自　序：小心！腰帶愈長，壽命愈短　黃麗卿................. 003

**Part 1**

## 腰圍肥胖就是「病」　　　013

### 1.過什麼日子，就有什麼樣的身體 ............. 014
攝入熱量高、消耗熱量少 ............. 014

緊張、慰藉、特價都是暴飲暴食的原因 ............ 015

動手記錄你吃下的食物 ............. 016

### 2.古老基因遇上生活型態病 ............. 018
現代生活違逆自然演化機制 ............. 018

有3高新陳代謝變差 ............. 019

是什麼讓身體加速衝向肥胖？ ............. 020

### 3.為什麼會有代謝症候群？ ............. 023
代謝症候群成因 ............. 023

你屬於哪一種體型？ ............. 026

### 4.從體檢報告看代謝症候群 ............. 028
「檢」出逆轉疾病好時機 ............. 028

「腰圍」是健康的領先也是落後指標 ............. 029

定期檢視重要數字 ............. 032

### 5.肥胖的測量方法 ............. 033
身體質量指數 ............. 034

體脂肪百分比 ............. 034

量腰圍，拿出你的捲尺來 ............. 035

### 6.大腹翁與大腹婆請注意腰圍 ............. 038
揪出肚子裡的惡霸──內臟脂肪 ............. 038

### 7.腰圍大的胖比較嚴重 ............. 041
肥胖標準的爭議 ............. 041

腰臀比曾是重要指標 ............. 043

腹部肥胖比四肢肥胖還危險 ............. 044

罹患糖尿病的機率高達正常人的24.5倍 ............. 045

久坐不動是元兇 ............. 046

# Part II 肥胖如何破壞你的健康　047

## 1.肥胖為什麼越來越常見？.................048
讓你有飽足感的瘦素.................048
全球肥胖人口激增.................050
肥胖者容易猝死.................050

## 2.肥胖與代謝症候群的相關性.................052
肥胖問題與死亡率.................053
肥胖問題與心血管疾病.................054
肥胖與糖尿病.................055
肥胖與肝膽疾病.................056
肥胖與癌症.................056
肥胖與骨關節炎.................057
肥胖與其它生理疾病.................057
肥胖的經濟衝擊.................058
積極減輕體重的益處.................059

## 3.糖尿病和心血管疾病.................061
熱量進出轉換的失調.................061
游離脂肪酸破壞動脈內皮細胞.................062
新陳代謝運轉過勞.................062
胰島素阻抗可逆期.................065
八成糖尿病人死於心血管疾病.................065

## 4.糖尿病家族的危機與轉機.................067
體重增加幅度是發病指標.................067
糖尿病前期的積極作為.................068

## 5.代謝症候群小心有高風險罹癌.................071
過重或過瘦的人較易罹癌？.................071
發炎反應使防癌系統停擺.................072
遠離癌症從飲食開始.................073
應該儘量避免的食物.................073

## 6.兒童與青少年的代謝症候群.................077

有二成罹患早發性心臟病 ..................... 077

青少年的代謝症候群要如何診斷？ ................. 077

普遍攝取過多熱量 ............................. 079

肥胖比率逐年級而增加 ......................... 079

小時候胖不是胖？ ............................. 080

## 7.兒童青少年肥胖的關鍵 ................. 083

七成3歲兒童認得麥當勞 ....................... 083

瘦素讓你有飽足感 ............................. 083

8個壞習慣養出胖小子 ......................... 084

## 8.更年期婦女如何面對代謝症候群 ............ 087

出現病灶時，血管已被破壞60%以上 ............. 087

雌性素對血管的保護性消失 ..................... 088

## 9.代謝症候群與失智，鍛鍊頭腦預防失智症

.............................................. 091

大腦細胞逐漸退化 ............................. 091

營養過剩產生過多自由基 ....................... 092

篩檢代謝症候群，矯正不良因子 ................. 093

代謝症候群可以預測老年癡呆症風險 ............. 094

# Part III 控制腰圍的祕密 097

## 1.多睡一點會少胖一點 ................. 098

睡眠時細胞進行修復 ........................... 098

長期睡眠不足體重增加 ......................... 098

睡眠時間少的人，死亡率也較高 ................. 099

賀爾蒙在行動 ................................. 100

睡眠呼吸中止症 ............................... 100

檢視自己的睡眠銀行 ........................... 101

要控制食慾要先調控你的睡眠 ................... 102

## 2.減重，該運動？該節食？ ................. 103

抽些時間改變生活 ............................. 103

快速減重不是好事 .................................................. 104

飲食與運動雙管齊下 .............................................. 104

## 3.減重成功者的特質 ............................................ 106

減肥，用腦力別用蠻力 ......................................... 106

訂定適當的減重目標 .............................................. 107

減重的速度 ............................................................. 108

日常體能活動度 ...................................................... 108

日常飲食 ................................................................. 108

飲食行為 ................................................................. 109

壓力處理 ................................................................. 109

減肥動機 ................................................................. 110

了解自己的減重階段 .............................................. 111

## 4.你準備好要改變生活型態了嗎？ .................... 112

減輕5%體重，代謝跟著變好 ................................ 112

壓力大時不適合驟然改變 ...................................... 113

評估自己的實踐力 .................................................. 113

## 5.代謝症候群的護心計畫 .................................... 116

體重和胰島素敏感性高度相關 .............................. 116

每天減少500～700大卡熱量 ................................ 117

有動就能改善血壓 .................................................. 117

護心計畫 ................................................................. 117

## 6.彩虹減重計畫 .................................................... 120

改善手腳痠麻、胸悶 .............................................. 120

四肢、軀幹都要活動 .............................................. 121

每日該有的運動 ...................................................... 121

進階訓練每日60分鐘 ............................................. 123

加強基礎代謝能力 .................................................. 124

彩虹運動計畫 .......................................................... 124

## 7.五角星減重法 .................................................... 126

女性五角星減重法 .................................................. 126

男性五角星減重法 .................... 127

身體活動的五角星 .................... 127

## 8.好心情能保護心臟 .................... 129

腎上腺素使心跳加快、血壓上升 .................... 129

長期焦慮、憤怒，容易肥胖 .................... 130

內分泌失調食慾大增 .................... 131

慢性壓力造成高血壓 .................... 133

A型性格的人容易得心臟病 .................... 135

你是A 型性格的人嗎？ .................... 135

## 9.35個小祕訣，減重大成功 .................... 137

小訣竅，大成功 .................... 137

## 10.以好姿勢生活 .................... 141

30歲年齡，50歲的筋骨 .................... 141

隨時運動你的肌肉 .................... 142

# 好食物讓你瘦 145

## 1.吃得健康 .................... 146

尋找適合自己的飲食法 .................... 146

低卡洛里、少分量減重 .................... 147

高蛋白飲食減重 .................... 151

我的高蛋白飲食法為何失敗？ .................... 153

## 2.健康心臟飲食五招 .................... 156

九成人不想計算食物熱量 .................... 156

護心健康食 .................... 156

早晨喝一杯300cc白開水 .................... 157

## 3.吃錯油脂，問題多 .................... 158

表面看不出來的高油脂 .................... 158

反式脂肪問題多 .................... 159

芥花籽油、橄欖油是較好的選擇 .................... 160

## 4.外食怎麼吃得健康？ .................... 161

麵食怎麼吃？ .................................................. 161

素食怎麼吃？ .................................................. 162

外食便當怎麼吃？ ........................................... 162

飲料怎麼喝？ .................................................. 162

吃到飽的自助餐怎麼吃？ ................................ 163

喜宴要怎麼吃？ .............................................. 164

西餐怎麼吃？ .................................................. 164

火鍋怎麼吃？ .................................................. 165

5.7天減重食譜 ............................................... 166

6.有益減肥的好食物 ..................................... 173

Part V

# 代謝症候群常見問題Q&A　175

Q1：為什麼代謝症候群要使用腹部肥胖作為標準？為什麼不用體脂肪率？體脂肪率不就是代表身體的脂肪多少嗎？ .................................................. 176

Q2：我聽說空腹血糖超過100mg/dL就是糖尿病前期，血壓超過120/80mmHg就是高血壓前期，現在醫學界又提出代謝症候群，連肥胖也當一種慢性病，這些是不是「恐嚇性行銷」手段？ .......... 176

Q3：飽受鼻過敏之苦的我，常常服用抗阻織胺的藥物，這是不是我一直瘦不下來的原因？ .......... 177

Q4：電視報章雜誌都有報導「減肥藥副作用」，減肥吃藥好嗎？ ...................................................... 178

Q5：我現在辦理大學延畢，因為體重102公斤，怕畢業找不到工作，如何能在半年內瘦下來，買通便的瀉藥會有幫助嗎？ ................................................. 179

Q6：開始減重的時候，我採取飲食紀錄，每天計算熱量控制在1000~1200大卡之間，忍耐了一個月，終於減了3公斤，胃好像縮小了，也漸漸習慣少吃。可是為什麼到現在3個月總共才減5公斤，挫折感好深喔！我是不是處在停滯期？ .............. 180

Q7：我從小不敢喝白開水，覺得沒有味道很噁心，常喝飲料會是肥胖的主要原因嗎？ .................... 181

Q8：朋友常常說我看起來不胖，可是我一直想再瘦一點，因為體脂肪計量我的體脂肪有32%，也就是說：「我不胖可是體脂肪高。」有沒有不胖的代謝症候群的人呢？ .................................................. 182

Q9：身材從小就這樣，可是我仍然對要減肥這件事很不以為然，一直秉持著「要吃到死，也不要死沒吃(台語)」的信念，請問有沒有健康的胖子，一輩子也不會心臟病腦中風的？ ................................................ 182

Q10：兩個月來暴肥6公斤，自認為飲食與生活狀態沒有什麼改變，為什麼我到醫院要求檢驗我的新陳代謝率，醫師說沒有辦法驗？ ................................ 183

Q11：我有輝煌的減肥紀錄，可是越減越肥，吃蘋果減重法、喝蔬菜湯減重法、針灸吃水煮肉減重法、代餐包減重法或是大燕麥減重法，還有吃減肥藥，開始有用，減掉2～3公斤就卡住了，再來一陣子就等著復胖，為什麼這麼難？我是不是內分泌失調還是新陳代謝太慢？ ....................................... 184

Q12：媽媽有高血壓與高血脂，已經治療5年了，最近抽血檢查醫師說也有血糖過高的問題，轉介給營養師，這還是屬於代謝症候群嗎？ ............................ 185

Q13：3年來，我一直有高血壓與糖尿病的毛病，當護士的女兒嚴格管控我的飲食，受不了飢餓，我每次說要出去運動，可是走著走著就自然走到巷口麵店，吃完麵才回家，血糖也都在200mg/dL左右，但是也曾經低血糖，低到50mg/dL，這怎麼減肥啊？ ..... 186

Q14：連續兩年的體檢都有脂肪肝，有的醫師說沒關係，有的醫師說脂肪肝也會變成肝硬化、肝癌，怎樣才能改善脂肪肝？ ................................... 186

Q15：我已經吃得很少了，為什麼沒有辦法減肥？ ....... 187

PART

I

# 腰圍肥胖就是「病」
## ——認識代謝症候群

長期處於高壓工作環境、營養過剩且缺乏運動，
很多人年紀輕輕，就已出現腰圍過粗、血壓偏高、空腹
血糖偏高、三酸甘油酯偏高、好的膽固醇偏低等現象，
醫界將此五大致命的組合，稱之為「代謝症候群」。

代謝症候群是糖尿病、中風、心血管疾病的前兆，
是我國及世界之新興重要的公共衛生議題，
粗估國內代謝症候群的患者，
將增加至294萬人，平均每5名成年男性中有1人，
是代謝症候群患者，女性則每6人有1人。
到底該如何得知是否已罹患代謝症候群？
它會引起身體哪些危害？該如何治療與預防呢？

# 1 過什麼日子，就有什麼樣的身體

You are what you eat.「你吃什麼成為什麼」，
也就是吃什麼，決定你有什麼樣的身體。
代謝症候群是一種生活型態病，
現代人慢性病的前期狀態，
也代表慢性病總體原因的起源。

　　開學不久，好友吳老師埋怨他班上五年級小學生
寫日記的事。

　　她說，上課時候老師講得口沫橫飛，通常小孩子
不會有心得，寫的日記都是流水帳，看一個流水帳還
好，但連續看了全班35篇流水帳之後，簡直讓人受不
了。她決定改變一個作業方式。

## 攝入熱量高，消耗熱量少

　　有一天她突發奇想，要同學寫「三餐飲食紀錄」，
結果發現每個小孩子的生活，像是同一個模子刻印出
來的：匆忙跟著父母出門，在早餐店，每個人隨手一
袋，三明治或是蛋餅加上奶茶；午餐是學校的雞腿或
是排骨便當，飯後加上一瓶養樂多；下課了，交通車
就接到安親班，少不得點心、甜湯、麵包加飲料，七點
回家時間，媽媽先帶著孩子外食吃晚餐，回家後忙著
寫學校作業，然後上網玩遊戲。

不久之後，吳老師又出了個日記題目「每日運動紀錄」，突然，日記變短了，同學在早自習拚命問：

「我走路上學算不算運動？」

「我下課走路上廁所算不算運動？」

「在外掃區，撿樹葉搬垃圾算不算運動？」

「圍棋老師說：下圍棋是一種運動。」

「體育課在教室上，算不算運動？」

吳老師的觀察紀錄實驗結束了。創意十足的她每次在聚會時常常想出鬼點子，這次她說：「我們也來記錄飲食與運動，進到嘴巴的東西都寫下來，有活動或是運動的也寫下來。」，大家爆笑之後，就沒有人理會這個瘋瘋癲癲的點子了，接下的聊天內容是報紙的美食家收藏菜，大家決定依報載，準備到美食餐廳聚餐，吳老師搔搔頭仍然不死心的說：「不然，我自己記記看。」

## 緊張、慰藉、特價都是暴飲暴食的原因

很少人對自己每天的生活型態有警覺，從小，家庭的環境，家長養育小孩的觀念，在這些不斷的言教身教影響之下，我們過著一種所謂的「生活習慣」。

生活習慣深植在潛意識之中，改變習慣總讓人不安焦慮，每天好像是陀螺旋轉，回到原點再不斷重新繞圈，可能是過去的苦日子過怕了，吃飽是一件很重要的事，大家見面時常以「呷飽沒？」當招呼語，但

卻不太注重吃什麼？吃多少？大家都是「盲吃」，從來沒有仔細想過食物進去與出來的問題，什麼食物該進去？多少食物是身體需要的？

飲食的行為不僅受生活習慣的影響，也受環境因素左右，包括：美食的報導，餐廳的促銷活動，買一送一的誘惑，家庭號大包裝。大家有聽說過的垃圾食物，也就是營養素不均衡只有熱量的食物，像是奶油、飲料、薯條、點心零嘴，有人將這些視為心情爽快提神的來源。

現代的生活競爭、忙碌，生活緊湊，分工極細，雖然生活步調很快，卻是在上半身的消耗能量，頭腦需要葡萄糖，眼睛小肌肉要不斷的收縮放鬆，肩頸手肘固定緊縮的姿勢，手指小關節不停的動作，想想你的腰部與腿部在做什麼？是不是臀部常常黏在椅子上面，一想到運動，好像是流汗、會喘、肌肉酸痛的代名詞，或是有錢有閒的人的玩意，社會環境對運動也不友善。

## 動手記錄你吃下的食物

當你想到要問自己一天怎麼吃的時候，哇！此時此刻，絕對要馬上停止手邊的工作，停止呼吸5秒鐘，自戀且滿足的會心一笑，因為真的很少人這麼做，你實在有夠特殊，所以一定要繼續想下去，而且仔細抽絲剝繭的想一想，最好找來一隻筆一張紙，從早上起

床第一次完成吞嚥動作的進食開始，到睡神即將到來前5分鐘，進到嘴巴的固體、膠體、液體食物，任何食物與水都寫下來，如果能寫到「份量」，那就更棒了！

再來，就這麼做3天，其中有一天是假日，能這麼詳細記錄的人真的很優秀。千萬不要隨手揉皺丟到垃圾桶，我們接下來一些章節要學學怎麼知道自己吃對食物沒？吃對份量？到底吃多少卡洛里？

醫界常常說一句話：你就是你所吃的，也就是過什麼生活，就有什麼樣的身體，現代人慢性病的前期狀態，也代表慢性病總體原因的起源，該注意而未注意稱為過失，沒有善待身體，我們可是有過失的喔！未來我們的身體到處喊救命的時候，打針、吃藥可真是折磨自己了。

---

**Note** 每天一杯珍奶，一年增加8.5公斤

今天晚上洗澡的時候，抹上肥皂後搓搓捏捏肚子的游泳圈，這絕對不是今天吃三餐而來的成就，天下可沒有一個肚子的游泳圈是一天蹦出來的，不想嚇你，不過也得吐實言，是我們所過的生活，一天一天累積而來的，足見累積的威力之強。

舉一個例子來說，每天多喝一杯350cc珍珠奶茶，預計增加180大卡，一年下來65700大卡，足足可以增加8.5公斤體重，哇！你沒想到吧！積少成多就是這麼可怕。

# 2 古老基因遇上生活型態病

人類的基因保留了一種機制，
盡可能地在體內儲存能量，以備不時之需，
這使得三餐不繼的原始人得以存活下來。
但在食物不虞匱乏與生活壓力無可避免的現代，
這樣的機制卻讓現代人躲不掉慢性病折磨，
活得老卻活不好。

　　如果人有輪迴，人們身體是新的，裡頭裝著一副古老的靈魂。

　　你可能在15000年前出生為山頂洞人，粗糙的石器是用來打獵的工具，跋山涉水尋找獵物，或是常常躲避猛獸攻擊而奔跑，三餐不繼、過度操勞，來不及有慢性心血管疾病就會死於飢餓、外傷或是感染症。

　　再來，來到三國時代，你可能是趙子龍的部下，手持干戈軍事訓練，一身強壯肌肉，但是東征西討的征戰日子中，吃飽一頓之後不知道會餓幾餐，想必是來不及罹患糖尿病，就死於飢餓、外傷或是感染症。

## 現代生活違逆自然演化機制

　　之後來到摩登現代生活，出門有捷運公車，到公司有電梯，上班坐著一整天，動腦動手就是少動腳，有乾淨的自來水和衛生設備，感染率減少，三餐飲食豐富外加零食飲料，還有方便治病的健康保險，人類

的壽命不斷地延長，夠老到發生糖尿病或是慢性心血管疾病，而且不只老人得到這些慢性病，流行也蔓延到青壯年人口。

　　古老的基因傳遞生命，在1～2萬年內基因是不可能遽變的，但在本世紀，人類糖尿病、慢性心血管疾病的盛行率，卻一再攀升。可見並非天生基因導致這些疾病的增加，是你、我所過的生活改變了，這種改變在近30年來日新月異，糖尿病、慢性心血管疾病可說是「文明流行病」，或是「生活型態病」。

## 有3高新陳代謝變差

　　我們過的生活，就與疾病的發生型態有關，躲得掉飢餓、外傷與感染症的侵襲，但卻躲不掉慢性病的折磨，生活型態病的形成從小開始。

　　母親過度餵養成為肥胖兒，高熱量、高油脂、高糖分攝取的習慣，常常在兒童期即養成，運動與體能活動量遞減。

　　到青年時體材壯碩，卻喘著氣爬樓梯，還不時痛風發作，到壯年期出現高血脂、高血壓或是高血糖這些「3高」，頭痛、暈眩、胸悶與手腳痠麻、血液循環不佳，紛紛出籠。

　　到了中老年期變成醫院的常客，心肌梗塞、腦中風或是糖尿病、腎臟病，每次找醫師看病，就帶回來一大包藥，不僅這些，關節提早磨損退化，也是因為

肥胖壓迫引起，膝關節炎越痛越不敢運動，不運動之後體重越加上升。

這種惡性循環之下，嚴重影響生活品質，活得老卻活不好，這就是一種「生活型態病」，即代謝症候群：血壓偏高、三酸甘油酯偏高、血糖偏高、高密度脂蛋白膽固醇偏低與腹部肥胖。

●你有代謝症候群嗎？

| 5個危險因子有3個或3個以上 | |
|---|---|
| 危險因子 | 定義範圍 |
| 1.腹部肥胖（腰圍） | 男 ≧ 90 cm<br>女 ≧ 80 cm |
| 2.高密度膽固醇 | 男 < 40 mg/dL<br>女 < 50 mg/dL |
| 3.三酸甘油酯 | ≧150 mg/dL |
| 4.血壓 | ≧130/85 mmHg |
| 5.空腹血糖 | ≧100 mg/dL |

成人男性腰圍超過90公分，女性腰圍超過80公分，建議檢查血糖、血壓與血油。

## 是什麼讓身體加速衝向肥胖？

生活型態病的模式才能解釋，為什麼基因沒有改變的情況，所見到的肥胖、糖尿病、冠狀動脈心臟病與腦中風的人越來越多，雖然強調生活型態病，但是基因與環境影響是互相作用的，油脂高糖飲食會引發基因的表現，而基因會讓我們攝食過量、能量消耗降

低，體重上升造成肥胖。

為了在飢荒環境下仍有生存機會，我們的基因保留了一種會盡可能儲存能量的組合，以備不時之需，在飢寒交迫中渡過艱困的時節，這種基因善盡責任讓我們存活至今。

但是問題來了，現今的生活不再隨時有飢荒的威脅，相反地，是食物過多，油脂高糖成分讓食物的熱量密度極高，這些基因仍然指揮細胞，認真的儲存能量，我們身體有300至500億個脂肪細胞就由小細胞變成大細胞，生活型態病與肥胖相關性強。

---

### Note　遺傳基因造成的肥胖僅占10%

是基因使我們不停想吃造成肥胖？還是外在環境改變導致肥胖人口增多？答案是：「兩者都有」。10%過胖的人是遺傳基因的影響，父母都有肥胖，所生的小孩肥胖的機率高達80%，是一般人的8倍，如果父母其中之一有肥胖的話，他們的小孩肥胖的機率為40%，是一般人的4倍之多，兩個都是瘦子，小孩幾乎不會有肥胖（機率<7%）。

以印地安 Pima 族的例子來說，300年前在美洲分成兩族遷移，北族入美國，高熱量、高油脂飲食、少運動；南族入墨西哥，農耕勞力，現代南族族人的平均體重，比北族人少27公斤。

●生活型態與代謝症候群的關係

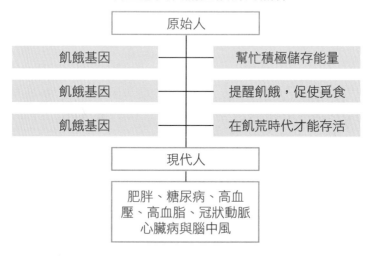

原始人

| 飢餓基因 | 幫忙積極儲存能量 |
| 飢餓基因 | 提醒飢餓，促使覓食 |
| 飢餓基因 | 在飢荒時代才能存活 |

現代人

肥胖、糖尿病、高血
壓、高血脂、冠狀動脈
心臟病與腦中風

●DNA基因的型態

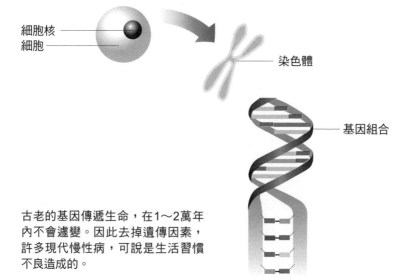

細胞核
細胞

染色體

基因組合

古老的基因傳遞生命，在1～2萬年
內不會遽變。因此去掉遺傳因素，
許多現代慢性病，可說是生活習慣
不良造成的。

# 3 為什麼會有代謝症候群？

代謝症候群集合數種心血管疾病的危險於一身，
包括：血脂異常、血壓過高、血糖過高、腹部肥胖等，
代謝症候群是健康的警訊，未來會有腦中風、心臟病、
高血壓的機會，比一般人高出2～6倍。

成為代謝症候群的候選人，有一些先天與後天的原因，有人先天遺傳對油脂與血糖的代謝不佳，或是飽食感的機轉失調；有人則是後天生活習慣不健康導致的，抽菸、飲酒、食癮很重，又是生活壓力連連，不知不覺代謝症候群的因子在體內蠢動，大多數人在健康檢查之後才知道，或是換季買衣服，腰圍變大了才有所警惕。

## 代謝症候群成因

為什麼會有代謝症候群？包含以下各種原因，不過並不是每一個因素都到位，才會有代謝症候群，對高危險群而言，一個原因就有可能是發生代謝症候群的唯一因素。

### 現代飲食：

高熱量、高動物性油脂、高精緻醣類、多甜食、多飲料，這些多是卡洛里密度極高的飲食，食物美味滑潤順口，咀嚼三兩下就可解食癮，看似吃不多，因

為密度高，一下子就進食數百大卡以上而不自知。喝飲料不喝水的習慣，也是現代年輕人導致代謝症候群的主因，也因為咀嚼少，下顎發育變窄小，也有咬合不正後遺症，需要牙齒矯正的年輕人倍增。

## 靜態活動：

一天24小時大約8小時睡眠，其他16小時的生活如果都屬於靜態生活，例如：坐著上課、上班辦公、看電視、上網或是打電動遊戲等等，這些活動消耗很少熱量，吃進去的熱量無法排出利用，容易囤積成為脂肪，身體的脂肪因為坐姿，常常囤積的位置是腹部，變為代謝症候群的候選人。

## 高壓環境：

壓力感使人腎上腺高張，引起身體血糖增加與心跳加速，以因應變化不定的事件。現代生活常常處在焦慮之中，沒有安全感，為了緩解情緒壓力，會以吃東西或是咀嚼食物來緩解。

## 聚餐習慣：

大家聚餐的場合，快樂情緒過high時，也同時胃口大開，假日、生日、節日與定期聚會等等都是親友同聚的時光，我們的節日假日特別多，難免餐餐都有聚餐的理由。一頓的聚餐至少一千大卡以上，一圈圈的腰部游泳圈，就是從吃進去的囤積而來的。

## 遺傳基因：

現代醫學在血壓、血脂與血糖的代謝上，找到各

種有關聯的遺傳基因，實驗動物小鼠的研究，有致肥胖基因的、帶有致高血壓基因的或是帶有致糖尿病基因的。在人身上同樣地，也有類似的基因，可以決定身體脂肪儲存速度與量，還有決定脂肪，儲存在皮下脂肪還是內臟脂肪。

**年齡性別因素：**

代謝症候群隨著年齡漸大而盛行率增加，因為生活型態活動量減少，新陳代謝速率降低。女性因為有女性賀爾蒙保護，在年輕時女性的血壓、血脂肪較男性低，比起男性較少見代謝症候群，一旦進入更年期後，失去女性賀爾蒙保護，代謝症候群因子一個個上身，盛行率反而高於男性，所以更年期女性，更不得疏忽心血管代謝因子的健康檢查。

**蘋果型肥胖：**

一般以身體質量指數定義體重過重與肥胖，體重超過理想體重的1.2倍，代謝症候群的可能性大增，如果過重的體重全屬於囤積在內臟油脂的人，這種人的身材外表是中廣型或是蘋果型，會得到代謝症候群的機會就大增。

理想體重計算方法：$22 \times 身高^2$（身高以公尺計）

**Note 代謝症候群的高危險群**

- 糖尿病家族史
- 心血管疾病家族史
- 不喜歡運動或活動身體
- 喜歡精緻飲食
- 體重過重或肥胖的人
- 生活工作壓力大的人
- 女性停經後

# 你屬於哪一種體型？

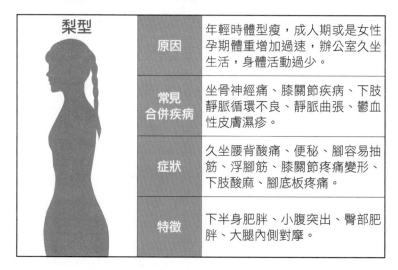

| 紙片型 | | |
|---|---|---|
| | 原因 | 蛋白質失調、攝食熱量過少、腸胃吸收不佳、生活壓力過大、挑食、飲食不定時不定量。 |
| | 常見合併疾病 | 低血壓、貧血、內分泌失調、月經不順、甲狀腺疾病、自律神經失調、偏頭痛、心臟瓣膜脱垂、腸胃機能不佳。 |
| | 症狀 | 精神不濟、頭暈、頭痛、胸悶心悸、呼吸不順、失眠、心神不寧、肩頸痠痛、四肢冰冷。 |
| | 特徵 | 蒼白、細瘦、走路輕飄飄、面部皮膚乾燥、骨架突出。 |

| 梨型 | | |
|---|---|---|
| | 原因 | 年輕時體型瘦，成人期或是女性孕期體重增加過速，辦公室久坐生活，身體活動過少。 |
| | 常見合併疾病 | 坐骨神經痛、膝關節疾病、下肢靜脈循環不良、靜脈曲張、鬱血性皮膚濕疹。 |
| | 症狀 | 久坐腰背酸痛、便秘、腳容易抽筋、浮腳筋、膝關節疼痛變形、下肢酸麻、腳底板疼痛。 |
| | 特徵 | 下半身肥胖、小腹突出、臀部肥胖、大腿內側對摩。 |

| 蘋果型 | | |
|---|---|---|
| | 原因 | 通常自幼體型微胖、成人期仍然年年增加體重，食慾好，運動少，喝酒與高熱量飲食習慣。 |
| | 常見合併疾病 | 高血壓、糖尿病、高血脂症、心臟病、脂肪肝、呼吸不順、睡眠呼吸中斷、多囊性卵巢症、退化性關節炎。 |
| | 症狀 | 後腦枕部悶痛、容易疲倦、胸悶呼吸不順、肩頸僵硬、容易水腫、打呼、日間嗜睡、月經寡少。 |
| | 特徵 | 中廣身材、從側面看，腰圍特別突出、大腿內側對摩、面部泛紅、臉油脂多。 |

| 泡芙型 | | |
|---|---|---|
| | 原因 | 大多是年輕人，飲食不定時不定量，食量少但是以油脂類或是甜食為主，少運動。 |
| | 常見合併疾病 | 月經不順、失眠症、過度換氣症候群、心悸、偏頭痛、腳抽筋。 |
| | 症狀 | 手腳循環不佳、容易瘀青、情緒不穩定、睡眠不佳、胸口悶痛。 |
| | 特徵 | 外表身材適中，但是體脂肪特多，皮膚細白幼嫩。 |

# 4 從體檢報告看代謝症候群

代謝症候群是疾病前期，大多數人沒有症狀，
頂多發覺腰圍變粗了，要彎腰穿鞋子越來越困難，
要知道自己有沒有代謝症候群，
需要身體健康檢查與抽血。

俗話說「有病治病，沒病強身」，在這裡不是在談保健食品或是有機食補，是強調「疾病前期」的觀念，也就是說沒有疾病、但是處在疾病之前高風險期的時候，要做好強身功課。

有病的人無論是有徵狀，或是經由健康檢查得知生病，一定會在生理上出現變化，讓醫師得以檢查出病灶，疾病的診斷與治療是醫療專業，所以有病就應該就醫治療，不要諱疾忌醫，誤了病情。

## 「檢」出逆轉疾病好時機

雖然沒有不舒服症狀，我們也想利用身體健康檢查，來了解自己身體是否出了什麼毛病，醫療跟著科技進步，檢驗儀器越來越多，各種健康檢查選項琳瑯滿目，包含：抽血、驗尿、X光檢查、心電圖、超音波檢查、胃鏡、腸鏡、電腦斷層掃描、磁振掃描……等等，我們有愈來愈多的方法，了解自己的身體，不僅找到疾病，最希望找到的是疾病的前期。

有病與沒病如何區別？

有病與沒病之間，存在的不是踩紅線的問題？

不是黑與白的問題？

是的，對許多慢性疾病來說，有病與沒病之間是存在著「灰色地帶」，例如，在正常人與糖尿病人之間存在一個時期叫做「糖尿病前期」，空腹血糖介於100至125之間，這個時期的長短隨個人不一，一般來說，糖尿病前期走入糖尿病疾病期約有3～5年，慶幸有這樣一個時期，讓我們有時間調整身體，這一小段可以逆轉疾病的時機，早早篩檢出來疾病前期，預防工作不可少，不然到了疾病期，有了糖尿病、高血壓難逃一輩子服藥與醫療追蹤。

## 「腰圍」是健康的領先也是落後指標

每年衛生署公布的十大死因，首要死因是癌症，再來是腦中風、心臟病這類的心血管疾病與糖尿病，依據這些嚴重且常見疾病，就可以規劃我們的體檢項目，篩檢心血管疾病與糖尿病，以及他們的危險代謝因子部分，建議一般30歲民眾，應可以開始注意自己代謝症候群的相關檢查，尤其是有糖尿病家族史的民眾，更需要注意自己的腰圍，如果男性腰圍超過90公分（35.5吋）、女性超過80公分（31.5吋），再量量血壓超過130 / 85 mmHg，離代謝症候群應不遠了，必須每一項代謝因子都要檢驗。

健康檢查挑選項目，大部分一般體檢會量身高、體重、血壓以及抽血檢查，抽血檢查的項目以血糖、血脂肪與肝腎功能等，血脂肪包含膽固醇與三酸甘油酯，除非較高價的體檢，才會有「低密度脂蛋白膽固醇」，與「高密度脂蛋白膽固醇」的項目，腰圍的測量也還沒有受到重視，所以要從一般體檢報告判讀出，有無代謝症候群有困難，要判讀出來代謝症候群，健檢時必須有以下五個項目：

　　1.量腰圍。

　　2.量血壓。

　　3.檢查空腹血糖。

　　4.檢查三酸甘油酯。

　　5.檢查高密度脂蛋白膽固醇。

　　如果有任何一項不正常，超過代謝症候群的診斷標準的話，建議應該再進一步檢查其他項目，例如三酸甘油酯與高密度脂蛋白膽固醇，若是再兩項異常就可診斷代謝症候群。

●代謝症候群的診斷依據：

| 代謝因子 | 定義範圍 | |
| --- | --- | --- |
| | 男性 | 女性 |
| (1)腹部肥胖（腰圍） | □ ≧90公分 | □ ≧80公分 |
| (2)血壓偏高 | □ ≧130/85毫米汞柱 | □ ≧130/85毫米汞柱 |
| (3)三酸甘油酯偏高 | □ ≧150毫克/百毫升 | □ ≧150毫克/百毫升 |
| (4)偏低的高密度脂蛋白膽固醇 | □ ＜40毫克/百毫升 | □ ＜50毫克/百毫升 |
| (5)空腹血糖偏高 | □ ≧100毫克/百毫升 | □ ≧100毫克/百毫升 |

診斷標準：(1)～(5) 項符合超過三項（包含三項）為代謝症候群，應進行健康飲食調整與適當運動可以改善各項代謝因子，減低成為糖尿病與心血管疾病的風險

# ●心血管疾病風險評估與建議

| 姓名： | 性別： | 年齡： | 日期： |
|---|---|---|---|

**病史與生活習慣：**

病　史：無高血壓，無糖尿病，無高脂血症，有高尿酸，無心臟血
　　　　管疾病，無腦中風

生活習慣：無喝酒，有抽菸，有喝咖啡，有喝茶葉茶，無運動習慣
　　　　　有失眠習慣，飲食過於油膩

家族史：無心血管相關疾病

**血壓：** 122/71 mmHg　　**脈搏：** 76 /分

**身高：** 168.4公分　**體重：** 81.6公斤　**腰圍：** 91公分
**臀圍：** 105公分　　**腰臀比：** 0.87
**體脂肪百分比：** 36%（≦25%）
**身體質量指數BMI：** 28.8 kg/m$^2$（18.5～24）

**空腹血糖：** 123（70～100）mg/dL

**總膽固醇：** 193（130～200）mg/dL
低密度脂蛋白膽固醇(不良的膽固醇)：　114（≦130）mg/dL
高密度脂蛋白膽固醇(保護的膽固醇)：　33（男≧40,女≧50）mg/dL

**三酸甘油酯：** 124（35-150）mg/dL

**心電圖：** 正常

**5年及10年可能發生心血管疾病的風險：**

| | 預期十年可能會發生的危險性 | | 預期五年可能會發生的危險性 | |
|---|---|---|---|---|
| | 心臟血管疾病 | 腦中風 | 心臟血管疾病 | 腦中風 |
| 你的風險 | 3.02％ | 0.08％ | 7.34％ | 0.22％ |
| 一般人的風險＊ | 0.84％ | 0.07％ | 2.38％ | 0.21％ |
| 相對比較 | 3.60倍 | 1.14倍 | 3.08倍 | 1.05倍 |

＊一般人風險是同年齡性別未抽煙者，血壓120/80 膽固醇200mg/dL高密度脂蛋
　白膽固醇50mg/dL的風險。所以，您心血管疾病風險較同性別同年齡者高。

**體檢資料建議：**
(1)代謝症候群與肥胖
(2)空腹血糖過高，注意飲食與運動狀況
(3)高密度脂蛋白膽固醇不足，注意飲食與運動狀況
・BMI過高，理想體重應介於52.46～70.61公斤，請計畫減輕體重，
　目標：減去5～10%
・請減少飲食油脂量，少油煎炒炸，吃得健康、動得健康與保持一
　份好心情
・請至戒菸門診戒菸

## 定期檢視重要數字

透過抽血檢查，你可以獲得代謝症候群的相關指數，告訴你多餘的脂肪，將會帶給你什麼樣的健康風險，以下幾個重要數字，你一定要多加注意。

1. 血壓：理想值是130/80mmHg以下
2. 好的膽固醇：最好高於40mg/dL，你的健康威脅就較小，這個數字就好比是籃球員的身高，越高越好。
3. 壞的膽固醇：最好低於100 mg/dL。
4. 空腹血糖：100 mg/dL以下。
5. C蛋白反應：1 mg/dL以下。

**Note** 好的膽固醇

大多數人對代謝症候群這些項目並不陌生，其中可能大家比較不了解的是「高密度脂蛋白膽固醇」，其可將膽固醇運回肝臟，再由肝臟將膽固醇排出，這是高密度脂蛋白膽固醇保護血管，免於粥狀硬化重要的機制，它也有修飾血管內皮的功能、抗氧化、抗發炎、增進富含三酸甘油酯的脂蛋白代謝等功能。高密度脂蛋白膽固醇越高，越不會得心臟病，我們稱它是「好」的膽固醇。

# 5 肥胖的測量方法

肥胖是嚴重的疾病，但是許多人不認為肥胖是疾病，
以為只是體態或體型的一種而已。
「肥胖」的定義就是：「儲藏過量脂肪的疾病」，
以下提供3種方法，可知自己是否在合適的體重範圍內。

　　怎麼知道自己是否有體重過重問題，有三種測量
的方法與依照測量結果所訂的標準：身體質量指數、
體脂肪百分比、腰圍。

● 3種肥胖測量法比較

| 方法 | 測量 | 計算 | 判讀 |
|---|---|---|---|
| 身體質量指數（BMI） | 量身高與體重 | 體重（公斤）／身高（公尺）平方 | 介於24～26.9之間為過重，超過27為肥胖 |
| 體脂肪百分比 | 使用體脂肪測量機 | 脂肪占體重的百分比 | 女性超過30％，男性超過25％ |
| 腰圍 | 吐氣時在兩側骨盆與肋骨中間量一圈，測量前上腸骨脊上緣至側面肋骨最下緣之中點水平線 | 公分 | 女性超過80公分，男性超過90公分 |

## 身體質量指數（body mass index；BMI）

　　身體質量指數是一種傳統評估肥胖的方法，至今仍是不錯的好方法，身體質量指數早在18世紀歐洲就發展出來這個方法，當初是用來觀察整個族群肥胖的趨勢，並沒有用來評估個人肥胖的體態，漸漸地，才使用在評估個人體態。

**身體質量指數＝體重（公斤）/ 身高（公尺）$^2$**

　　想一想，身體質量指數是相對於身高來評估身體總重量，量到的除了脂肪還有水分、肌肉組織與骨頭重量等等，例如：對「肌肉健美的年輕男性」與「脂肪囤積的中年女性」，兩者有相同身體質量指數，但心血管危險性卻不同。

　　所以使用身體質量指數定義肥胖，雖然資料容易取得，但是仍有限制。例如：美國職業棒球的台灣之光，王建民的身高191公分，體重102公斤，所以他的身體質量指數為28，是屬於台灣定義肥胖的範圍，但是身為運動選手的他，有強壯發達的肌肉，身體脂肪含量低，所以心血管代謝不良的機會極低。

## 體脂肪百分比（body fat %）

　　肥胖的判斷主要想測量脂肪含量，但是身體不是機器人，要將身體的脂肪、水分、肌肉組織與骨頭重量分開來量，不能拆解開來，可是一件難事，科學家

用過許多方法做研究，嘗試精確測量身體脂肪量，不過實驗歸實驗，許多無法使用，最多可用到斷層掃描或是核磁共振，這些檢查的確可以精確量到身體的脂肪，尤其是內臟的脂肪；還有另一個可行的方法，就是使用雙能量X光吸收儀（DEXA），但是畢竟必須在醫院做，收費昂貴，無法普遍應用。

簡單有效的方法是使用電阻分析方式，機器小、可移動、測量成本低，是受測者最容易接受的方式。如果家裡沒有測量體脂肪百分比的機器，可以使用公式估算身體脂肪量百分比，公式如下：

**身體脂肪量百分比＝**
**男性：1.2×BMI＋0.23×年齡－10.8×1－5.4**
**女性：1.2×BMI＋0.23×年齡－10.8×0－5.4**
（註：1.2、0.23、10.8為系數，5.4為常數）

## 量腰圍，拿出你的捲尺來

量腰圍是最新流行的方法，只要使用皮尺，在家裡就可以自行測量，專家觀點認為：腰圍對身體代謝性疾病的預測，較身體質量指數為佳，因為腰圍代表內臟油脂的含量，內臟油脂累積所帶來的健康危害比較大，未來可導致糖尿病、心血管疾病與腦中風。

測量腰圍需要有標準的方法，不然在胸式大吸氣的時候，一縮小腹，腰就馬上變小兩吋，不準確的測

量可能讓判讀產生誤差。成人腰圍測量方法如下：

# 一、方法：

1. 除去腰部覆蓋衣物，受測者雙腳分開大約30公分，重量平均分布於兩腳，輕鬆站立，雙手自然下垂。

2. 以皮尺繞過腰部，調整高度使能通過左右兩側骨盆腸骨上緣至最後一根肋骨下緣之中間點（如圖），皮尺與地面保持水平，緊貼而不壓迫擠壓皮膚。

3. 保持正常呼吸，於吐氣結束時，量取腰圍。

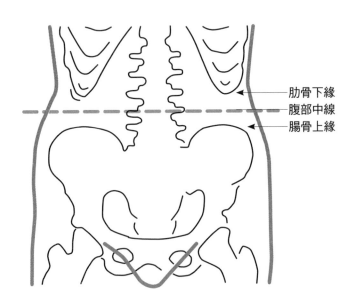

肋骨下緣
腹部中線
腸骨上緣

## 二、判讀：

若腰圍：男≧90公分（超過35.5吋）、女≧80公分（超過31.5吋）時，表示「腹部肥胖」，宜注意飲食、運動、體重控制。

為什麼不能以肚臍為中心來量腰圍？一般體重的人這樣來量是沒有問題的，因為肚臍位置是在前胸骨劍凸（心窩處）與恥骨上緣連線（膀胱處）的中間點，這時候以肚臍的水平線來量與標準量法相似，但是腹部肥胖的人，通常前胸骨劍凸處，一直到肚臍之間的距離因肥胖而變長了，也就是說肚臍掉低下去，與標準量法的差距增加。

### Note 將注意力從「體重」轉到「腰圍」

「我要減到59公斤！」

我們每個人心中都有一個理想的體重數字，但從健康管理的角度來說，「腰圍」比「體重」來得更加重要。因為腹部與人體主要器官最為靠近，腹部多餘的脂肪是威脅人體健康的大敵，腹部脂肪過多，會誘發身體發炎反應，發炎反應出現愈多，人體利用食物的效率愈低，並且容易感到饑餓，吃下更多食物，在體內囤積更多脂肪，造成惡性循環，最後引發各種慢性病。因此，建議您應將注意力，從「體重」的數字，轉移到「腰圍」的數字。

## 6 大腹翁與大腹婆請注意腰圍

腰圍肥胖是代謝症候群最重要的表徵，
也代表內臟脂肪囤積過多，
內臟脂肪會促使壞的膽固醇和三酸甘油酯含量上升，
還會吸收掉體內胰島素，致使血糖升高。

　　想知道自己體重是否增加、腰圍是否變粗，只要在每天穿衣服的時候，經過腰圍的地方順不順，扣上裙釦或是褲釦緊不緊，就知道自己變胖了沒。

### 揪出肚子裡的惡霸──內臟脂肪

　　腰圍的尺寸，可用來粗估內臟脂肪的囤積量，當然簡單的測量腰圍，並不是估計內臟的脂肪囤積量最準確的測量方法，使用X光斷層掃描，測量內臟的脂肪面積，才是最佳方法，但是會X光暴露而且價錢昂貴，不宜普遍推廣，量腰圍簡單方便，與斷層掃描測量結果相似度極高，值得用來評估代謝相關的毛病。

　　人體的脂肪有兩種：

　　1. **皮下脂肪**：緊貼在皮膚表層。

　　2. **內臟脂肪**：位於肌肉下面及腹腔內部。

　　皮下脂肪屬惰性脂肪，內臟脂肪屬活躍脂肪，脂肪囤積的危害大多來自內臟脂肪。內臟脂肪會分泌各種胜肽與游離脂肪酸，代謝症候群的種種代謝因子不

良現象，主要就是由游離脂肪酸引起的。如果我們想知道一個人肥胖與脂肪危害的程度，應該量一量這個人的內臟脂肪量。

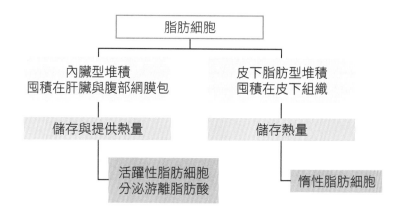

在台灣，腰圍男性超過90公分（35吋半），女性超過80公分（31吋半），就要注意去量量血壓，抽血檢查血糖與血脂肪，腰圍過大的人，有一半是屬於代謝症候群，如果再加上血壓值超過130／85mmHg，代謝症候群的可能性更大了，代謝症候群的人之中，有八成是屬於腰圍過大型的。

當然也有個案是腰圍還沒有達到80、90的時候，其他代謝因子就陸續到位的也有，這些人的年齡平均較大或是遺傳基因較強，例如，有糖尿病家族史或是有高血壓家族史的人。

●腹部脂肪

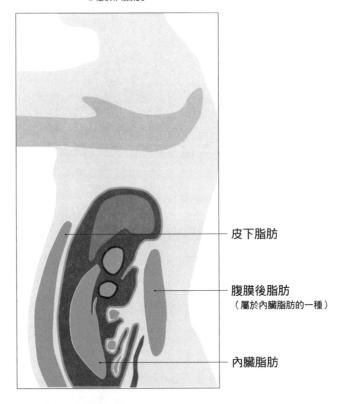

皮下脂肪

腹膜後脂肪
（屬於內臟脂肪的一種）

內臟脂肪

**Note** 腰圍變粗1公分，等於增加1公斤脂肪

　　在減重的療程之中，減少1公分腰圍約可以減少1公斤身體脂肪，通常，人們用腰圍減少來感覺自己瘦下來了，所以男性常常看皮帶的孔洞少了幾格，知道自己體重狀況，而女性朋友們知道穿得下多年前的美麗洋裝，也明白自己體重減輕了。

# 7 腰圍大的胖比較嚴重

身高有156公分的劉太太看看磅秤上體重有68公斤，
心裡想著：「到底我是不是太胖了，
記得以前還沒結婚的時候，才22吋的腰，
現在36吋，衣服越來越難買。」

　　劉太太站在磅秤上，刻意的將屁股向後翹、彎著腰，瞇著眼睛想看清楚體重有多少，快到更年期了，不僅各個姊妹淘們都向養生減重飲食靠攏，連家裡24歲的劉小妞，也向媽媽埋怨自己屁股太大，大腿外側的兩陀肉讓她不好穿裙子。

## 肥胖標準的爭議

　　醫學研究發現——肥胖的人會提早得到糖尿病或是心血管疾病，而且病程會惡化。但是，要怎麼知道多胖才會有得到糖尿病的危險？

　　量體重很簡單，但是每個人的身高不一樣，必定無法只看體重多或少；科學家經過研究發現，可以使用「身體質量指數（BMI）」，將體重除以身高的平方（公斤／公尺$^2$）所得的數值，22是蠻理想的，在歐美的標準是超過25定義為體重過重，超過30為肥胖，但亞洲人體型不同，BMI值雖不高，但已有糖尿病或是高血脂、高血壓，所以經專家會議定義超過23，為體重

## ●小腹突出的危害

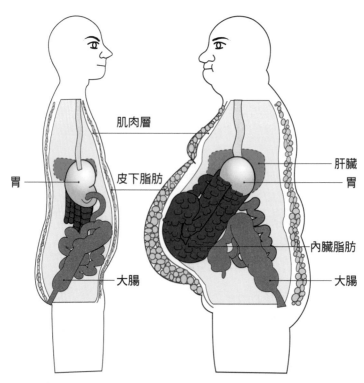

肌肉層

皮下脂肪

胃

大腸

肝臟

胃

內臟脂肪

大腸

人體脂肪分為皮下脂肪與內臟脂肪兩種，腰圍肥胖主要是
內臟脂肪囤積過多。內臟脂肪可以快速達到肝臟，促進壞
的膽固醇升高，還會吸收掉體內胰島素，使血糖升高。

過重，超過25為肥胖，而本國衛生署依國人體型定義超過24定義為體重過重，超過27為肥胖，當然這麼多定義想必會引爭議與搞混。

若是以本國衛生署標準，劉太太的BMI是27.9（＝68公斤÷（1.56×1.56）公尺²）就屬於肥胖，可要省思自己日常生活中，是怎麼吃的？怎麼運動的？看電視時間是不是太多？但是兒子劉小帥BMI也是27，當健身房教練的，肌肉的線條像是用雕刻的一樣，難道這樣也稱為肥胖？這就是使用BMI定義肥胖時，無可避免的限制。

## 腰臀比曾是重要指標

過去有人以「腰臀比」來代表腹部肥胖的程度，不過已經過時了。

腰臀比＝腰圍÷臀圍

過去曾有研究指出，肥胖與糖尿病的關係，可以由腰臀比的數值看出來，如果兩個人身高與體重都相同，蘋果型的身材比起梨型，更容易得到糖尿病。也就是說脂肪堆積的位置在腹部，比起堆積在臀部或是大腿，更易罹患新陳代謝障礙，導致血中三酸甘油酯升高、血糖升高，增加罹患心血管疾病，以及和糖尿病的風險。

但是腰臀比有個嚴重的判斷缺點，在瘦長型身材

（細腰瘦臀）和油桶型身材（粗腰肥臀）的人算出來可能相同，這時使用腰臀比，就可能造成錯誤的判讀，此時，腰圍是一個聰明的選擇。

## 腹部肥胖比四肢肥胖還危險

一般來說，女性的心血管風險對肥胖（脂肪）的容忍度較高，可能的解釋為女性脂肪所堆積的位置在皮下或是週邊（乳房、大腿與屁股位置），男性在腹部內臟位置，而囤積不同位置有不同的危險，所以測量腰圍可以用來預測心血管代謝危險性。

脂肪堆積的位置在腹部，比起堆積在臀部或是大腿，更易有新陳代謝障礙，導致血中三酸甘油酯升高、血糖升高，增加罹患心血管疾病和糖尿病的風險。

之後研究又發現，只要測量腰圍作為肥胖指標，就可以得到肥胖與發生糖尿病的關係，因為腰圍代表腹部內臟脂肪的多寡，這些過多的內臟脂肪，才是真正導致糖尿病或是心血管疾病的元兇，因為脂肪細胞的作用，不再只是儲存能量而已，它會分泌多種脂肪激素調節新陳代謝，也會分泌游離脂肪酸，當內臟脂肪堆積過多時，容易引起胰島素阻抗性，導致高血糖、高血壓與高血脂等疾病。

至於以腰圍定義的肥胖，標準隨著種族、地域不同稍有差異。

劉太太的腰圍35吋即是89公分，超過80公分了，所以劉太太有腹部肥胖的問題，劉小妞的腰圍只有63公分，應該好好保持這個不錯的腰圍。

## 罹患糖尿病的機率高達正常人的24.5倍

**●東西方國家腹部肥胖標準**

| 國家 | 男性 | 女性 |
|------|------|------|
| 美國 | 102cm | 88 cm |
| 歐盟 | 94cm | 80 cm |
| 台灣 | 90cm | 80 cm |

腹部肥胖的問題，常常合併有其他代謝異常，例如血脂肪或是血糖的代謝異常，形成代謝症候群，而腹部肥胖是重要的核心問題，也是矯正代謝症候群與預防未來罹患糖尿病心血管疾病首要的重點。

美國糖尿病預防計畫研究發現，減重7％、使用中度運動，如每天30分鐘快走，每週至少5天，達到每週運動有150分鐘，可減少轉變成為糖尿病的機會達58％。

劉太太到醫院做健康檢查，驚訝自己5項代謝症候群異常全部到齊，開始檢視日常生活中可以改變的部分，每天少看一小時電視，穿上運動鞋到公園走路，食物少用煎炒，多用蒸煮，先瘦回31吋的腰，下一回健康檢查，看看瘦下來的成效，一定會有令人滿意的成果。

## 久坐不動是元兇

　　有關專家在調查中發現，除了生育後的婦女，常會在肚臍以下有小腹凸起變形外，被這一問題困擾更多的都是「上班族」。

　　她們每天一到單位就開始坐著辦公，鮮少有運動的機會。而長期久坐還極容易造成血液迴圈不順暢，引發便祕。體內的宿便不能及時排除，時間一長就產生毒素。久而久之，也就成了惡性循環，從而導致脂肪和毒素在腸道堆積，使小腹凸起。如不解決這一問題，除了影響美觀外，更重要的是危害身體。世界衛生組織指出：長期便祕的人至少會早衰10年。

---

**Note** 代謝症候群的危險性

　　台灣男性腹部肥胖盛行率有28.3%，女性有28.7%。粗估國內代謝症候群的患者，約294萬人，平均每5名成年男性中有1人是代謝症候群患者，女性則每6人有1人。代謝症候群代表的危險指標為：

1. 罹患腦中風的機率為正常人2倍。
2. 罹患糖尿病的機率為正常人3倍。
3. 若符合衛生署國民健康局所訂的5項中的3項指標，罹患糖尿病的機率高達正常人的24.5倍。

PART

II

# 肥胖如何破壞你的健康
## ——代謝症候群與各種疾病

不管愛不愛漂亮，維持良好的理想體重，
是每一個人必須為自己負起的健康責任。
根據國民健康局91年在三高（高血壓、高血糖、高血脂）
調查研究顯示，
國人代謝症候群盛行率在20歲以上為17.6％，
男性占20.4％，女性占15.3％，
而且隨年齡上升而有增加的趨勢，
因為代謝症候群而產生的
腦血管疾病、心臟病、糖尿病、高血壓等慢性疾病，
都在台灣十大死因中榜上有名，
合計人數與惡性腫瘤死亡人數相當，
已成為我國及世界的重要公共衛生議題。

# 1 肥胖為什麼越來越常見？

已開發國家的人，體重過重有六成，
肥胖人口有四分之一，在一輛公車裡，
一車的乘客只有15%的人屬於理想體重。
體重過重與肥胖的原因，來自複雜的多因子交互作用，
包含基因、代謝、行為與環境影響。

　　肥胖就是過多的脂肪堆積，我們三餐加點心，每天吃進去的食物，有三大營養素含有熱量，是醣類、蛋白質與脂肪，無論吃進去的有熱量營養素是什麼，身體消耗剩下的能量都會轉變成三酸甘油酯（油滴），儲存在脂肪細胞裡面，一天一天長期累積，下巴變成三層，上臂就有蝴蝶袖，游泳圈留在腰際，走路的時候大腿內側會對磨。

## 讓你有飽足感的瘦素

　　一般來說，在身體脂肪細胞儲存的油滴，是動物於飢餓時能量的來源，用在運動時組織修復，脂肪細胞不只是儲存油脂的倉庫，也是一種內分泌器官，在吃東西的時候，細胞分泌一種叫做「瘦素」的內分泌蛋白質，通知腦部的食慾中心，飽足感油然而生，但是肥胖者脂肪細胞，一邊儲存油脂，一邊分泌少量瘦素，瘦素作用不佳，少有飽足感，食量大，造成過多的脂肪堆積。

## ●飢餓和飽足的開關

「飢餓素」和「瘦素」兩種化學物質作用在下視丘控制食慾。瘦素的內分泌蛋白質，通知腦部飽足中樞，讓人飽足感油然而生。而胃部分泌的飢餓素則向人腦發出訊號，讓你毫無抵抗力的將食物往嘴裡塞。

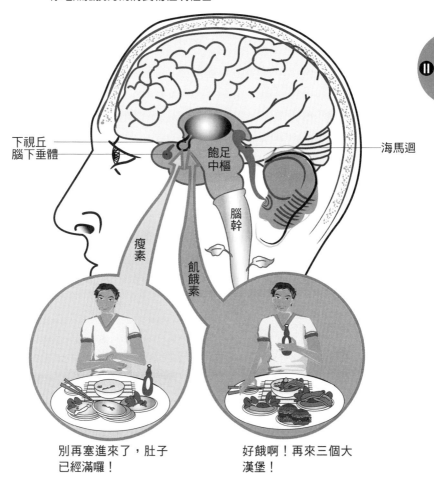

下視丘
腦下垂體

飽足中樞

海馬迴

腦幹

瘦素

飢餓素

別再塞進來了，肚子已經滿囉！

好餓啊！再來三個大漢堡！

## 全球肥胖人口激增

在台灣成人體過重（身體質量指數超過27）盛行率，男性多於女性（男30.5%，女21.3%）。也有人先使用數學公式定義標準體重，體重超過理想體重10%以上，稱作體重過重，超過理想體重20%以上，稱作肥胖。

在歐美已開發國家，體重過重有六成，肥胖人口有四分之一，坐在公車之中，一車的乘客只有15%的人是體重理想（喔！還包含體重過輕的人）。

在歐洲大部分國家，社會經濟階層較低者，肥胖比率較高，這現象尤其是婦女較為明顯。例如：在英國，肥胖者在四分之一個世紀中增加了4倍，看曲線趨勢，增加在所難免。

看看移民大國——美國的情形，亞裔第一代移民在美國時身體質量指數較小，隨著居住時間或是移民下一代，身體質量指數有漸漸增加的現象，可見環境因素的影響。

## 肥胖者容易猝死

醫學之父——古希臘名醫希波克拉底（Hippocrates）在2000年前，就已經觀察到「肥胖容易猝死」，體重超重可以導致各種健康危害，**肥胖僅次於抽菸，而成為致死因素的第二位**。整體環境與人們行為的改變，包含體能活動的減少與高脂肪含量食物增加，促使肥胖人口激增，至少有3億人肥胖，可以說是全球性的健

康問題。

　　亞洲人雖然平均身體質量指數，較美國白人或是歐洲人低，但是體內脂肪含量卻是偏高，尤其脂肪累積比較集中在腹部，所以，世界衛生組織建議將亞洲人的身體質量指數標準降低，超過 23公斤／公尺$^2$ 為過重，將超過25公斤／公尺$^2$ 定為肥胖的切點。

　　兒童肥胖問題也日益嚴重，約有10%身體質量指數大於95百分位，在20年內倍數增加，6～19歲青少年肥胖人口有15%，是以前的3倍增加。兒童期的肥胖問題，不僅造成兒童健康威脅，未來減重困難，也增加成人期肥胖機會，肥胖兒童使得第二型糖尿病盛行率增加，台灣兒童第二型糖尿病，比第一型多出6倍。

　　肥胖的盛行，隱藏著健康風險，包含疾病前期的代謝症候群，與屬於疾病期的糖尿病、高血壓、高血脂與心臟病，還有一些與肥胖相關的癌症（乳癌、子宮內膜癌與大腸癌等），這種流行可不是好現象。

---

**Note** 什麼是CART?什麼是NPY?

　　「瘦素」是一種由儲存在體內的脂肪，所分泌出來的蛋白質，瘦素所產生的刺激（刺激CART的分泌），將會關閉人體的饑餓感覺，促使身體燃燒更多熱量。

　　胃部空時，飢餓素會刺激NPY（一種稱為神經肽Y的蛋白質）與CART相反，NPY會降低新陳代謝，激發食慾，發出一連串的訊號，讓你不斷對食物產生渴求。

# 2 肥胖與代謝症候群的相關性

腹部的脂肪細胞是活躍的脂肪倉庫，
腰圍肥胖代表內臟脂肪過多，容易引起胰島素阻抗性，
如果持續無法改善胰島素阻抗性問題，
最後將導致肥胖、高血糖、血脂異常、高血壓等
代謝症候群相關症狀及疾病。

　　美國國家健康與營養調查發現，從1971至2000年
為止，人類平均熱量攝取，都呈現增加趨勢。食物可
近性增加，外食機會增加，熱量密度急速上升。
　　現代工作所耗的體能減少，連家庭主婦工作都有
自動化家電代勞，六成美國人沒有運動習慣，25％的
生活是完全靜態型。整體環境與飲食的改變，促使肥
胖人口激增。

## ●代謝症候群與各種疾病

| | | | |
|---|---|---|---|
| 高血壓 | 葡萄糖不耐症 | 脂質代謝不良 | 第二型糖尿病 |
| 減少fibrinolytic活性，增加發炎現象 | **代謝症候群** | | 動脈粥狀硬化內皮細胞功能不良 |
| 棘皮症 | 高尿酸血症 | 第二型糖尿病 | 多囊性卵巢症 |

## 肥胖問題與死亡率

在美國每年有30萬人，死於肥胖帶來的疾病。

體重過重與肥胖與死亡率有關：冠狀動脈心臟病死亡的案例中15～30％與胖有關，而且有65～75％糖尿病的死亡，可以歸因於體重超重的問題，除此，也增加關節炎、呼吸障礙等綜合性健康問題。

身體質量指數與死亡率的相關曲線，呈現U或是稱作J型，以死亡率為縱軸，身體質量指數為橫軸，在U型的左側，為低身體質量指數族群，這些人如果抽菸又是超瘦，死亡率也會增加，如果將已經生病的或是早年死亡的人去除，不加入統計的話，U或是J型曲線消失，身體質量指數與死亡率，即成為線性正相關也就是成正比。

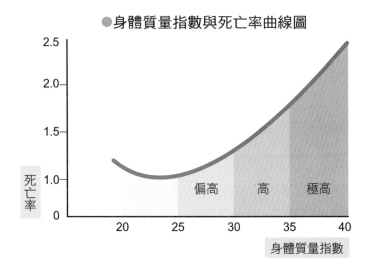

●身體質量指數與死亡率曲線圖

## 肥胖問題與心血管疾病

　　無論性別，高血壓常常發生在肥胖者身上，兩者有強烈相關。

　　身體質量指數值與血壓值，常常形成線性關係，並且與體重增加、高血壓的發生率有正相關，例如：相較於體重理想的婦女，體重過重的婦女發生高血壓的機率高出3倍，而肥胖者則增加6倍的機率。至少有2/3的高血壓病因是來自肥胖，尤其是腹部肥胖。

　　腹部的脂肪細胞是活躍的脂肪倉庫，「進出貨」頻繁，出貨以游離脂肪酸為主，其為脂肪毒素的主角

不但會攻擊各種優良細胞，而且還會製造各種發炎現象、凝血現象，在享受美食之後，潛伏性發炎與血液微細凝固反應，在身體反覆進行，我們都不自知，一日復一日，到發現有高血壓、高血脂的一天，才有所警惕。

肥胖的人比起體重理想的人，增加2～3倍機會得到心血管疾病，甚至體重過重的青少年，未來有高於2倍的機率，在成人期死於冠狀動脈心臟病。

腦中風是台灣第二大死因，而且是造成長期失能的主因，許多研究顯示腦中風與肥胖有關，例如缺血性腦中風與身體質量指數有正相關，肥胖的女性比體重正常者，多出2倍危險性，有關男性腦中風的危險性也與身體質量指數和腰臀比有關。

## 肥胖與糖尿病

在台灣有超過100萬人罹患糖尿病，占十大死因第四位，糖尿病的併發症包含失明、腎臟病、心臟病、腦中風、周邊血管疾病與神經病變。

約有80％糖尿病歸因於肥胖與缺乏運動，身體質量指數與糖尿病的危險性呈現線性關係，當身體質量指數超過35公斤／公尺$^2$時，相對危險性是40倍。肥胖者會發生糖尿病的危險約有10倍，而且在控制身體質量指數影響之後，體重的增加與腰圍亦有正相關。

要減低成為糖尿病患者的危險性，身體質量指數

要保持低於24公斤／公尺²。如果使用18歲的身體質量指數為基礎，之後增加20公斤體重，得到糖尿病的機會增加15倍，若減少20公斤，幾乎無人得到糖尿病。

## 肥胖與肝膽疾病

肥胖導致肝臟腫大、肝功能異常、異常肝組織切片（脂肪堆積、脂肪肝炎、纖維化與肝硬化），在一個橫斷面有關肝臟切片研究中，發現肥胖者在肝組織切片檢查當中，有75% 脂肪囤積現象，20% 脂肪肝炎，2% 肝硬化。

膽結石常見在肥胖者身上，肥胖者的膽固醇生成較多，每公斤額外的體重生成20毫克膽固醇，如果超重10公斤，每日多生成的膽固醇，可能如同一顆蛋黃一樣多，排到膽囊的膽固醇也增加，所以膽結石的發生率，隨著身體質量指數增加而增加，尤其是身體質量指數超過30以上的肥胖者。

## 肥胖與癌症

國際癌症研究機構估計：體重過重與肥胖的人，9%女性停經後乳癌、11%大腸直腸癌、25%腎臟癌、37%食道癌、39%子宮內膜癌。

不僅如此，Calle等學者發現，肥胖與14種癌症有關，包含：食道癌、大腸直腸癌、肝癌、膽囊癌、胰臟癌、腎臟癌、non-Hodgkin淋巴瘤、多發性骨髓瘤、胃

癌、攝護腺癌、乳癌、子宮癌、子宮頸癌與卵巢癌，估計14%男性癌症死亡與肥胖有關，在女性更高，達20%正相關。

## 肥胖與骨關節炎

骨關節內軟骨退化形成骨關節炎，可能產生疼痛與功能限制。尤其是支撐體重的膝關節與髖關節更加明顯。相較於體重正常者，體重過重增加膝關節退化機會，而且髖關節退化機會增加2倍，也增加了置換膝關節與髖關節的機率。

## 肥胖與其它生理疾病

除了以上重要的疾病，體重過重與肥胖亦增加其他生理疾病的機會，包含：高血脂症、睡眠呼吸中止症候群、氣喘、白內障、攝護腺腫大、月經不順、懷孕併發症、憂鬱或是社交障礙，活力減少與生活品質不佳。

數種皮膚變化可以在肥胖者身上發現，脂肪存積張力反應在表皮上形成肥胖紋，棘皮症（色素沉積在頸部腋下有縐褶處），或是女性多毛症，影響生殖系統。

有關生活品質的部分，肥胖者的生活品質顯著受到相當的影響，尤其女性受影響程度超過男性，如果能夠減輕一些體重，情況漸漸可以改善。

## 肥胖的經濟衝擊

　　體重過重的問題並非僅是讓健康亮紅燈，也造成經濟衝擊，估計肥胖對經濟的影響，包含直接成本（診斷治療、藥物檢查、住院與護理之家）與間接成本，**每年在美國因為體重過重問題的健康照顧支出，約為1兆2千億美元**，若是計算體重過重族群在內的話，費用則不止這些。

　　體重過重的人，罹患疾病風險比較大，是不是健保費該多繳一點？日本政府立法規定，如果私人企業員工，腰圍沒有在標準範圍內，公司就要被罰款，用來支付國家的醫療支出；依照日本的規定，男性腰圍必須在33吋以下，女性比較寬鬆，要在35吋以下，為了符合政府規定，日本企業想盡各種辦法，要幫員工減肥。

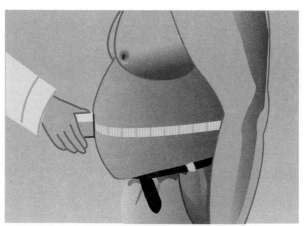

經常量腰圍，注意腰圍的增減是否影響到體態與健康。

## 積極減輕體重的益處

許多研究顯示，減輕體重能減少死亡率與慢性病罹患率，減重若是能夠維持2年以上，血壓與血脂肪達到改善效果，也能減少糖尿病發生。

美國癌症學會，針對40～64歲婦女進行的追蹤型研究，如果可以積極減輕體重，將可以減少死亡率達到20～5％。

瑞典肥胖研究發現減重5～10％，即可明顯減低血壓與三酸甘油酯，增加高密度脂蛋白膽固醇，但是總膽固醇的降低，則必須要減重20％以上，才有明顯的差異。

芬蘭與美國的社區大規模研究顯示，糖尿病前期個案如果減重5％以上，可減少糖尿病發生率達58％，減少代謝症候群發生率達40％。改變生活型態，可以治療肥胖與它所帶來的併發症。

### ●對各種疾病的相對危險程度

| 對各種疾病的相對危險程度 | | |
|---|---|---|
| 嚴重增加 | 中度增加 | 輕度增加 |
| ＞3倍 | 2—3倍 | 1—2倍 |
| 第二型糖尿病 | 冠狀動脈心臟病 | 癌症（乳癌、子宮內膜症、腸癌） |
| 膽囊疾病 | 高血壓 | 生殖賀爾蒙不正常 |
| 高血脂 | 骨（膝）關節炎 | 多囊性卵巢症候群 |
| 胰島素阻抗 | 高尿酸／痛風 | 下背痛 |
| 呼吸困難 | | 麻醉時增加危險 |
| 睡眠時呼吸中止 | | 懷孕時肥胖造成胎兒畸形 |

## Note 胖的人比瘦的人健康？

「我知道血糖高和血脂肪高，是因為太胖引起的，不過我想問：為什麼我家鄰居章媽媽瘦瘦的，還是得了糖尿病，聽她說連膽固醇也是超高的！」

是的，代謝因子異常的人之中，有八成五的人有體重問題，但是也有不胖的代謝症候群患者，所以應該在意的是「代謝因子異常」，當一個沒有代謝因子異常的肥胖者，我們稱作「健康的肥胖」，沒有不好，或者只為了身材再輕盈一些，可稍稍減一點體重，並不需要嚴格計畫減重，相反的如果不胖，但是有代謝因子異常的情況，即需要嚴格飲食與運動計畫，改善代謝因子異常。

一般而言，肥胖者有兩成是屬於健康型肥胖，沒有高血脂、高血壓或是高血糖任何一種，但這些人的年齡較年輕，未來當然也要注意三高的追蹤，還有一個問題是以身體質量指數（BMI）定義的肥胖，會有陷阱，有部分被歸類為肥胖的組別，其實是肌肉型體裁，反而比較沒有代謝因子不佳的問題，內臟型脂肪與BMI定義的肥胖有所不同，最終結論就是內臟油脂累積的肥胖，才是真正代謝不好的元兇。所以關鍵問題不止是肥胖，應更深入看到內臟油脂與它所導致的三高問題，如此，我們進行健康飲食與運動的目標，將更全方位的處置危險因子，而非僅是減肥。

# ③ 糖尿病和心血管疾病

屬於疾病前期的代謝症候群，
數年後成為血管病變與糖尿病，所以身體的代謝好不好，
會決定血管發炎到血管硬化，血管硬化到血管阻塞。

有代謝症候群的人於10年內，死於癌症、糖尿病及心血管疾病的風險，比沒有代謝症候群的人，增加35％，如果僅就死於心血管疾病來看，在10年內的機率也比沒有代謝症候群的人多出70％。

## 熱量進出轉換的失調

人體為了維持生存，吃喝拉撒睡，每一個環節都是重要的過程，我們每天吃東西攝取物質，這些物質經過身體細胞消化代謝，氧化作用產生能量，提供身體各個細胞生長和修復，才得以生存下來。

新陳代謝就是物質的能量，互相轉換的反應過程。體內環境代謝過程的氧氣、水分、血糖以及電解質，通常在恆定的濃度範圍裡頭，才能正常進行，否則身體的新陳代謝功能運轉異常之後，急性變化會危及生命，慢性變化則影響生活活力，並增加慢性疾病危險性，例如：癌症、心臟疾病、高血脂症、糖尿病、高血壓等。

## 游離脂肪酸破壞動脈內皮細胞

新陳代謝異常除了基因遺傳之外，與生活習慣息息相關，代謝症候群即是「生活習慣病」，新陳代謝異常來自於，身體已經疲於處理過多的血脂肪以及血糖，這些都是超出身體需要量的攝取引起的。游離脂肪酸與超高的葡萄糖在血中竄流，胰島素想要處理血糖，但是被宣判為拒絕往來戶（稱為胰島素阻抗），胰臟分泌更多胰島素（稱為高胰島素血症），無法增加處理血糖的效能，卻增加了動脈硬化風險。

游離脂肪酸像是血液中的小搗蛋，專營破壞動脈內皮細胞，讓細胞之間產生發炎與纖維質增生，在發炎增生之後再次發炎增生，日復一日的發炎增生，讓動脈走向硬化而且內管徑狹小的命運，游離脂肪酸與超高的葡萄糖，也會促使血液凝固，血管內流動的凝血因子與溶血因子互相較勁，將血管當作戰場，如果凝血因子這邊拔河勝利的話，產生血栓，即增加腦中風、心肌梗塞的風險。

## 新陳代謝運轉過勞

生活中無論飲食或是空氣，大家最害怕毒素危害生命，唯恐會發生中毒或是囤積體內而生病，我們會避免接觸毒素。

但是有兩種毒，我們卻是歡欣無懼，因為他們原本不是毒，還是維持生命的必須，過多且超量時才成

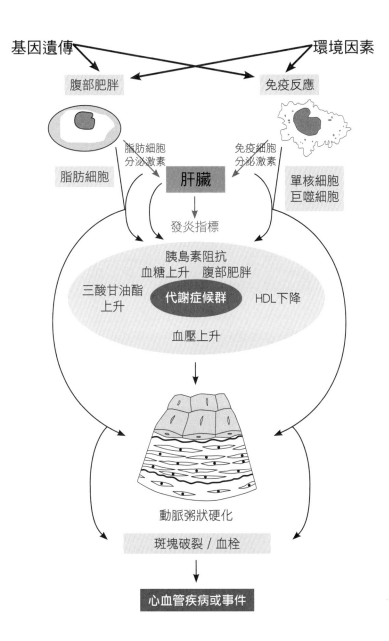

基因遺傳　　　　　　　　　　　環境因素

腹部肥胖　　　　　　　　　　　免疫反應

脂肪細胞
分泌激素　　　　　　　免疫細胞
　　　　　　　　　　　分泌激素

脂肪細胞　　　　肝臟　　　　單核細胞
　　　　　　　　　　　　　　　巨噬細胞

發炎指標

胰島素阻抗
血糖上升　腹部肥胖

三酸甘油酯
上升　　　代謝症候群　　　HDL下降

血壓上升

動脈粥狀硬化

斑塊破裂 / 血栓

心血管疾病或事件

為毒素，那就是「脂肪酸」與「葡萄糖」，慢性中毒的機轉，是長期攝食超多的熱量，身體新陳代謝的運轉過勞，處理不完血液中的脂肪酸與葡萄糖，成為慢性心血管疾病以及糖尿病的根源。

　　代謝症候群的診斷用意就在於，還沒有慢性心血管疾病以及糖尿病之前，早一步知道身體新陳代謝的運轉過勞了，預防勝於治療。

**Note　代謝症候群不是內分泌疾病**

・我容易疲勞，是不是新陳代謝不好？
・我容易腳水腫，是不是新陳代謝不好？
・我皮膚暗沈，是不是新陳代謝不好？
・我吃很少還是胖，是不是新陳代謝不好？
・我手腳容易麻痺，是不是新陳代謝不好？
・我甲狀腺有病，是不是新陳代謝不好？
・我容易便祕，是不是新陳代謝不好？
・我常常上課打瞌睡，是不是新陳代謝不好？

　　新陳代謝是指：身體所發生用於維持生命，而進行一系列有序化學變化的總稱，分為「分解代謝」與「合成代謝」。代謝症候群不是內分泌疾病，是熱量進出轉換的失調，而導致的疾病，這失調的主因是熱量剩餘過多，長久無聲無息的在體內累積，最後引起糖尿病與血管硬化。

## 胰島素阻抗可逆期

　　基本的葡萄糖代謝，需要胰臟分泌的胰島素，協助葡萄糖進入細胞內進行氧化作用，科學家發現，從健康的葡萄糖代謝變成第二型糖尿病，會先發生胰島素阻抗（不敏感化），血中葡萄糖隨之上升，胰島素濃度也增加，轉變成高胰島素血症。

　　此時，身體要用葡萄糖能量升高血糖，但血糖卻無法進入細胞內為之所用，也就是肌肉細胞又飢又渴虛弱無力沒活力，血糖高讓人利尿脫水，感到口乾口渴，於是吃多、喝多、尿多，三多症狀出現，才察覺自己得了糖尿病。

　　這個過程之中，胰島素阻抗是主角，也是可逆性的，但是如果一個人要知道自己有沒有胰島素阻抗，必須經過複雜的生理實驗步驟才能知道，很難在醫院診所內抽血簡單判讀可得，所以大家都想找出一個簡易的方法取代，「代謝症候群」是目前公認可行的好方法。

## 八成糖尿病人死於心血管疾病

　　糖尿病成為普遍的疾病之後，大家發現糖尿病的病人很少會死於血糖過高，八成的糖尿病病人是死於心血管疾病，而且在診斷出糖尿病時，身體內的血管都早已經開始有病變了，顯然「胰島素阻抗」與「高胰島素血症」，不僅是糖尿病的主角，也是心血管疾

病的主角。

　　而在數年之後，糖尿病與心臟病的共同培養土是胰島素阻抗的觀念，全面蔓延在學術界之中，重要的是：臨床上怎麼防治？既然「代謝症候群」可以等同「胰島素阻抗」現象，那麼為了有效防治糖尿病與心臟病，在人群之中找出代謝症候群的人，加以矯治改善，應當能有效防治糖尿病與心臟病。

　　代謝症候群的診斷，需要標準化的測量，使用皮尺量腰圍，使用血壓計量血壓，抽血檢查空腹血糖、三酸甘油酯與高密度脂蛋白膽固醇（HDL），如果有代謝症候群，表示健康已亮起紅燈，應進行生活型態的檢討與改變，畢竟除了遺傳，它來自不良的生活型態居多，包含靜態不運動的生活與攝食過多的熱量。

# 4 糖尿病家族的危機與轉機

我媽媽10年前有糖尿病，現在每週洗腎3次，
最近我姐姐也被醫師診斷得了糖尿病，
這種家族性的遺傳會不會在我身上發生？
現在我是35歲，身高164公分，體重75公斤，腰圍36吋，
沒有什麼不舒服也還沒有到醫院驗血過，
我應該去驗血嗎？
在日常生活中，我應該注意什麼才能預防糖尿病？

　　以前的醫師看到的糖尿病病人都是年紀大的阿公、阿嬤，現在的醫師看到的糖尿病病人，年齡越來越年輕，糖尿病的病人越來越多。

## 體重增加幅度是發病指標

　　在台灣45歲以上的民眾，約有15％的人罹患糖尿病，約有100萬位糖尿病的病人，目前糖尿病占台灣十大死因中第四位，每一年有近萬人死於糖尿病，平均約每50分鐘就有一人因為糖尿病死亡。發生糖尿病原因，除了是基因遺傳之外，主要是現代的生活型態加速盛行率上升。

　　針對954位年輕成人觀察的10年研究結果：有糖尿病家族史的人，比起無糖尿病家族史的人，有體重較為肥胖的傾向，且在10年後發生糖尿病的風險增加6

倍以上，因此，「肥胖」以及「10年來的體重增加幅度」，都能夠有意義的預測糖尿病的發生率。

　　糖尿病流行病學調查指出，罹患第二型糖尿病的兒童青少年，55%有家族史，尤其是來自媽媽的家族史，有糖尿病的媽媽，她的孩子未來會有糖尿病的風險增加25倍。

　　父母遺傳基因給我們，如果他們有糖尿病，我們罹患糖尿病的機率會大為增加，但是並不是每一個人都會發展成為糖尿病，是否會顯現成為糖尿病的決定因素是我們怎麼吃、怎麼運動，可當未來是否會發病的指標為「是否肥胖」或是「是否有代謝症候群」。

## 糖尿病前期的積極作為

　　父母遺傳基因，是我們無法改變的，可以改變的轉機是，我們的體重與生活方式。糖尿病的發生不是一夕之間，糖尿病前期約有3～5年的時間，我們也可以說代謝症候群，就是糖尿病前期的現象，越早篩檢出代謝症候群而且積極矯正，即是有糖尿病家族史的人，避免罹患糖尿病的轉機。

## ●你是否注意到以下事項？

1. 每年身體健康檢查一次，不僅檢查血糖，還要包含血脂肪、血壓與量腰圍，評估自己是否有代謝症候群。

2. 保持身體質量指數在24以下，肥胖決定糖尿病發生與否。

3. 壓力賀爾蒙會增加血壓、血糖以應付壓力事件，現代生活誰無壓力，但是常常提醒放鬆心情，合理安排生活與保持平和的情緒，有助減少糖尿病發生。

4. 如果有代謝症候群，應積極進行治療型生活型態改變，矯正代謝不良因子：

· 保持血壓在130／85mmHg以下。

· 血糖在100mg/dL以下。

· 三酸甘油酯在150mg/dL以下。

· 高密度脂蛋白膽固醇在50mg/dL以上

· 控制體重，腰圍保持在男性90公分以內，女性80公分以內。

5. 每週中度強度的運動累積150分鐘，低脂高纖的飲食每日減少500～700大卡熱量，體重總共減少5～7％，不抽菸，飲酒量應控制。

6.  中度運動而且可以累積。中度運動包含家事的拖地、清理房間、慢跑、快走、走樓梯、騎腳踏車、籃球投籃練習與游泳等，屬於大肌肉大關節全身型的動作。累積的觀念讓以沒有時間運動的人失去藉口，只要每次10分鐘做三次就有30分鐘，一週做5天就累積150分鐘。

7.  減少油炸煎炒食物，水煮清蒸或是烤的食物可以減少油脂量。用餐的時候剔去看得到的油脂，再製精緻的食品大多含有看不見的油，儘量少食用。

8.  少吃白米飯與白麵食物，或是甜食零嘴，這些屬於吃進去快速增加血糖的食物，容易誘發胰島素阻抗，甚至於引起糖尿病。

## Note 胰島素阻抗早期特徵

有些胰島素阻抗性病人的早期症狀之一，是脖子後面或是腋下出現褐色粗糙的厚斑。這一現象稱為黑棘皮病，是代謝症候群的初期症狀，與高血壓、高血脂、高血糖有關。

# 5 代謝症候群小心有高風險罹癌

現代人比較容易得到癌症？總覺得癌症的人大多瘦瘦的，
如果肥胖的人得癌症，常常讓人覺得意外，
但是時代變了，肥胖是得癌症的危險因子，
即使是超過體重一點點，風險就跟著來。

　　全世界每年約有1100萬個癌症新病例，每年約有
706萬人因癌症死亡，台灣衛生署公布癌症最新報告，
平均每8.4分鐘就有一人罹癌，一年有63000新診斷癌症
的病人，一年有38000人死於癌症，自1982年起，癌症
是台灣首位的死亡原因，迄今約二十餘年。癌症常在
不知不覺中侵襲我們的健康，難道說現代人比較容易
得到癌症嗎？

## 過重或過瘦的人較易罹癌？

　　以前我們的印象，得癌症的人大多瘦瘦的，肥胖
的人得癌症，常常讓人覺得意外，有這種差異的印象，
可能是因為得癌症的人，經過診斷治療的折磨之後，
大多體力耗盡越來越瘦，因此有此錯覺。

　　各種流行病學研究資料顯示，體重過重可能與結
直腸癌、停經後婦女乳癌、子宮內膜癌、腎臟癌與食
道癌等有關，美國癌症協會的一項調查顯示，因癌症
死亡的120萬人當中，過重或過瘦的人占的比例極大，

其中體重超過40％以上的肥胖女性死於子宮內膜癌、乳癌、卵巢癌和膽囊癌的機會，比正常體重的女性高出許多。

　　代謝症候群的肥胖者得癌症的風險較高，例如在芬蘭的社區研究追蹤13年，代謝症候群的中年男性得到攝護腺癌的風險增加80％，除此之外，在其他著名的醫學雜誌報告上也指出，大腸直腸癌、婦女停經後乳癌的風險也是顯著增加。

## 發炎反應使防癌系統停擺

　　代謝症候群與癌症有關的機轉，原因目前有許多假說，例如：

1. 體內的胰島素分泌比較多，引起的高胰島素血症，促進異常細胞的發展。
2. 似胰島素生長激素-I分泌增加，與癌症發展進行有關。
3. 脂肪細胞分泌保護因子減少，原本可以減少胰島素阻抗現象的脂締素，分泌變少了，保護作用不足。
4. 肥胖的人類固醇賀爾蒙的生物利用率較高，而刺激與賀爾蒙有關的器官。
5. 代謝症候群會有無感性的局部慢性發炎現象，促使細胞反覆破壞再生，增加異常細胞發展的機會。

## 遠離癌症從飲食開始

避免肥胖並維持體重在正常範圍，預防成為代謝症候群，是不是可以防癌？是的，**有80％的癌症來自可以控制的因素**，例如飲食引發的癌症占35％，抽煙占30％，喝酒占3％，如果攝食高脂飲食、不運動、有吸菸習慣、或是女性初經來得早、停經比較晚等因素影響下，結腸直腸癌、女性乳癌皆有上升趨勢。防癌已成重要課題，要遠離癌症，不妨先從每天所吃的飲食開始。

飲食中具有防癌的營養素，包含：蔬菜水果、膳食纖維質、益生菌在每日飲食應足量攝取，增加攝取含抗氧化成分的食物，可防止細胞癌化。

癌症形成原因目前仍不十分明朗，飲食因素也有很多，不是單一因素或食物能夠解釋所有癌症，就食物的特性來說，不建議吃單種防癌食物，應該是防癌食物的大類之內，可以多種選擇，互相搭配，相輔相成互相配合，才能發揮食物的營養價值，所以防癌飲食的第一祕訣是建議「均衡的飲食模式」，新鮮蔬果中，各種花花綠綠鮮艷自然顏色的食材，含有天然的抗氧化物是最佳的防癌飲食。

## 應該儘量避免的食物

癌症是因飲食而起，同樣地，也可以經由防癌飲食來預防癌症，在飲食之中可能會致癌物質，包含：

黃麴毒素、亞硝酸胺、煙焦油（多環芳烴）、檳榔、酒精、高油脂食物、藥物殘留、包裝與容器污染等等，為了防癌應減少攝取。

## 黃麴毒素

黃麴毒素藏在儲存環境不佳的農作物之中，例如：花生、玉米。

## 亞硝酸胺

亞硝酸鹽含量高的食物通常在臘肉、火腿、香腸、熱狗等肉製品，如果與胺類衍生物含量高的食物（例如蛋白質高溫烹調後）共同食用，則形成亞硝酸胺致癌物。

## 多環芳烴

致癌物的多環芳烴在高溫油炸、碳烤或煙燻的食物，調理過程中產生，肉類油脂受高溫而裂解，與底下的炭火起作用成為多環芳烴致癌物。

## 藥物殘留

畜牧業注射的賀爾蒙、抗生素不當或過量施用，食物殘留物過高有致癌的危險因素，雞、豬、牛肉中可能殘留抗生素與賀爾蒙，儘量不要吃脂肪、肥肉、雞皮、內臟部分，這些部位都是抗生素與賀爾蒙殘留蓄積之處，多吃有害身體。

脆Q有彈性的丸類食品可能添加硼砂、過白的豆類再製品食品使用雙氧水漂白、零食中的豆干、肉乾常常加有防腐劑。

纖維質可以減少腸胃道的癌症，新鮮蔬菜水果、全穀類與豆類為纖維質最佳的來源，但是藥物殘留一直是蔬菜安全的問題，選擇當季、當地盛產的蔬菜，有蟲咬的痕跡，不是漂漂亮亮的較為安心，葉菜應使用流動水清洗，較少農藥殘留問題。

●579防癌飲食

1. 減低脂肪進食量，尤其需減少動物性脂肪：少吃動物的紅肉，吃魚與雞肉。

2. 增加纖維質量，多食蔬果、豆類、全穀類：天天5～7份蔬果。

3. 增加攝取含抗氧化成分的食物：新鮮天然多色多健康。

4. 減少進食醃製、煙燻、燒烤炭烤食物：再製精製少碰。

5. 減少加工製品及精製糖類，小心使用致癌添加劑：少用防腐劑食物。

6. 不吃發霉的食物，注意黃麴毒素：高溫環境儲存不良的花生玉米或是穀類。

7. 維持理想體重：減少甜油鹹食物的攝取，不吃高熱量的垃圾食物。

8. 增加生機飲食食材：無污染的有機食品，避免高溫烹調破壞營養素。

9. 避免抽菸與節制飲酒：紅酒小酌即可。

10. 注意化學肥料、殺蟲劑及畜牧業注射的賀爾蒙、抗生素問題：少肉多蔬果。多攝取新鮮的豆類製品與喝綠茶。

## ●彩虹防癌飲食

| 黑白 | 牛奶、優格、小麥胚芽、白花菜、全穀類、香菇、蘑菇、銀耳、黑木耳、海帶、大蒜、白蘿蔔 |
|---|---|
| 紅 | 草莓、西瓜、紅青椒、紅鳳菜 |
| 橙 | 番茄、胡蘿蔔、南瓜、金針、柳橙、橘子、檸檬、文旦、葡萄柚 |
| 黃 | 玉米、蕃薯、黃青椒、木瓜、豆類（黃豆、綠豆、豌豆或是扁豆等）、高麗菜、洋蔥 |
| 綠 | 菠菜、莧菜、青江菜、油菜、花椰菜、萵苣、大白菜、甘藍菜、青蔥、蒜、韭菜、蕃石榴、奇異果、綠茶 |
| 藍 | 藍莓 |
| 靛 | 芥蘭菜：含靛基質（INDOLE） |
| 紫 | 葡萄、紫色洋蔥、紫菜、茄子 |

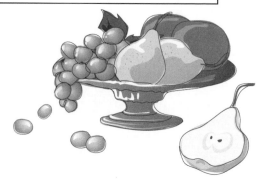

## 6 兒童與青少年的代謝症候群

2007年日本公布兒童青少年代謝症候群診斷標準，
腰圍過大的腹部肥胖是最重要的因子，
腰圍超過80公分的孩子有2～3成會有代謝症候群。
兒童是未來社會的主人翁，
重視兒童健康代表社會的進步。

　　成人代謝症候群首先受到重視，之後發現青少年
的肥胖問題日益嚴重，各界也開始將眼光放在兒童與
青少年身上。

### 有二成罹患早發性心臟病

　　2007年8月份小兒科雜誌，有一位俄亥俄州小兒心
臟科教授，追蹤從國中、小就有代謝症候群的兒童與
青少年，當他們30～40歲時，心血管疾病的風險增加
14.5倍，小時候有代謝症候群的兒童，在長大成年之
後，仍然有七至八成的人仍然有代謝症候群其中20％
會成為早發性心臟病的患者，其實這些可怕的風險是
可以預防的。

### 青少年的代謝症候群要如何診斷？

　　直至目前，有關於兒童與青少年的代謝症候群的
定義還沒有統一，政策上，特別注重與改善兒童與青

少年的肥胖問題，同樣的飲食與運動的指南。

有些學者致力於青少年的代謝症候群，強調青少年是未來的成人，看準在疾病前期的可塑性高。五項代謝症候群的代謝因子，以族群資料的90百分位以上為異常的切點，五項超過三項以上異常，定義青少年的代謝症候群，估計約有4%的盛行率，如果體重肥胖的青少年，他們成為代謝症候群的比例有三成，未來會有心臟病、糖尿病的機會大增，應重視此現象，及早預防。

2007年日本公布兒童、青少年代謝症候群診斷標準，**腰圍在80公分以上成為代謝症候群的候選人**，如果再加上以下四項有二項以上表示代謝症候群：

### ●日本兒童青少年代謝症候群診斷標準（2007年）

| 必要條件 | 腹部肥胖（腰圍粗） | ≧80 cm |
|---|---|---|
| 選擇條件 | 血壓偏高 | ≧125/75 mmHg |
| | 空腹血糖偏高 | ≧100 mg/dL |
| | 三酸甘油酯偏高 | ≧120 mg/dL |
| | 高密度脂蛋白膽固醇 | ＜40 mg/dL |
| 診斷條件：必要條件加上任二項或二項以上的選擇條件 | | |
| *目前台灣兒童青少年代謝症候群診斷標準由國民健康局招集專家審議中 | | |

## 普遍攝取過多熱量

　　代謝症候群，是一種慢性攝取熱量超出且累積的生理反應，反映在血壓、血脂與血糖的測量值，兒童與青少年期，雖然存在攝取熱量超出且累積的事實，但是尚未達到反映在生理層次，所以兒童與青少年罹患代謝症候群比較少見。

　　盛行率調查結果顯示，一般的小孩很少有代謝症候群，可是現代小孩子的攝取熱量超出且累積，事實反映在體重肥胖上面的就極為常見，如果說在成人中預防發生心血管疾病與糖尿病，必須注意代謝症候群的診治，那麼就小孩子而言，就要注意評估孩子的肥胖，以預防代謝症候群。

　　由於肥胖問題日益嚴重，世界衛生組織在1996年正式將肥胖列為慢性疾病之一。美國的研究發現，近二十年來，在美國地區成人肥胖盛行率增加2倍以上，但是在青少年的增加更多，達3倍左右。歐美國家兒童青少年代謝症候群的盛行率為4％，但是在肥胖族群之中可高達30％。

## 肥胖比率逐年級而增加

　　台灣飲食漸漸西化，增加許多速食與點心，攝取的分量也增加，肥胖的人口節節上升。

　　教育部在2004年度國民小學健康狀況調查，以及2003年度台閩地區中學學生體適能常模調查資料，採

身體質量指數來評量兒童與青少年肥胖、過重或過輕等資料，來看看台灣的孩子們的肥胖與體適能，結果顯示國小學童有12.7%體重過重，11.5%有肥胖，肥胖比率逐年級而增加，國小一年級7.8%，六年級15%，而國中學生有10.6%體重過重，12.3%有肥胖。

學生體適能資料與國際比較，發現台灣學生在各項健康體適能，遠不如中國與跟日本，特別在心肺耐力上明顯落後，什麼原因讓台灣小孩子體力輸在起跑點？運動場所太少、學科補習太多與久坐時間太長，沒有養成運動的習慣，都是原因。

我們學生的體育課時數不足，學生的體育課時數在法國小學每週200分鐘、中學250分鐘的體育課；日本小學體育課每週有90～135分鐘、中學有100分鐘，台灣中小學的體育課時數，低於法國與日本，台灣小學每週僅有80分鐘體育課，中學90分鐘，這些皆屬於不利的社會環境，總和起來的因素讓我們落後了。

## 小時候胖不是胖？

小時候胖和長大之後肥胖之間，存有一定的關係，有肥胖問題的學齡期兒童，約70%會一直延續至成人期還是肥胖。

原因是肥胖的小孩，通常有父母親過度餵養的情況，過多的熱量儲存促進脂肪細胞分裂，一個變成兩個，兩個變四個，等比級數增加，有研究顯示，體重

正常人，全身的脂肪細胞總和有300～500億個，而從小體重肥胖的人，脂肪細胞總和可能超出500億，甚至到1500億個，每個脂肪細胞發揮功能，如果肥胖兒沒有改變飲食習慣，到成人期肥胖機會仍然會很大。

台南縣國小學生的體重調查，發現高達30％學童有體重過重與肥胖，也有孩子的身體質量指數高達40，儘管問題明顯值得重視，但是大多數孩子和父母親，並不覺得肥胖是個問題，也不打算要控制飲食與加強運動。

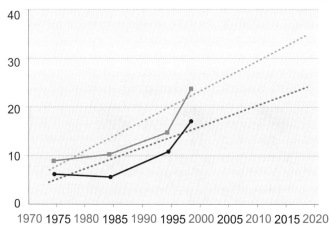

●英國青少年肥胖的盛行率（百分比）趨勢與20年預測

註：黑線代表男生
　　灰線代表女生

## ●兒童與青少年肥胖與過瘦定義

| 年齡 | 男 | | | 女 | | |
|---|---|---|---|---|---|---|
| | 過輕（BMI≦） | 過重（BMI≧） | 肥胖（BMI≧） | 過輕（BMI≦） | 過重（BMI≧） | 肥胖（BMI≧） |
| 2 | 14.6 | 17.2 | 18.0 | 14.3 | 17.0 | 17.9 |
| 3 | 14.2 | 16.8 | 17.7 | 14.0 | 16.8 | 17.8 |
| 4 | 14.0 | 16.7 | 17.6 | 13.9 | 16.9 | 18.0 |
| 5 | 14.1 | 17.1 | 18.4 | 13.9 | 17.2 | 18.5 |
| 6 | 14.4 | 17.8 | 19.7 | 14.2 | 17.6 | 19.4 |
| 7 | 14.7 | 18.6 | 21.2 | 14.4 | 18.0 | 20.3 |
| 8 | 15.0 | 19.3 | 22.0 | 14.6 | 18.8 | 21.0 |
| 9 | 15.2 | 19.7 | 22.5 | 14.9 | 19.3 | 21.6 |
| 10 | 15.4 | 20.3 | 22.9 | 15.2 | 20.1 | 22.3 |
| 11 | 15.8 | 21.0 | 23.5 | 15.8 | 20.9 | 23.1 |
| 12 | 16.4 | 21.5 | 24.2 | 16.4 | 21.6 | 23.9 |
| 13 | 17.0 | 22.2 | 24.8 | 17.0 | 22.2 | 24.6 |
| 14 | 17.6 | 22.7 | 25.2 | 17.6 | 22.7 | 25.1 |
| 15 | 18.2 | 23.1 | 25.5 | 18.0 | 22.7 | 25.3 |
| 16 | 18.6 | 23.4 | 25.6 | 18.2 | 22.7 | 25.3 |
| 17 | 19.0 | 23.6 | 25.6 | 18.3 | 22.7 | 25.3 |
| 18 | 19.2 | 23.7 | 25.6 | 18.3 | 22.7 | 25.3 |

備註：2007年衛生署公告最新修正，BMI= 體重（公斤）/身高（公尺）$^2$

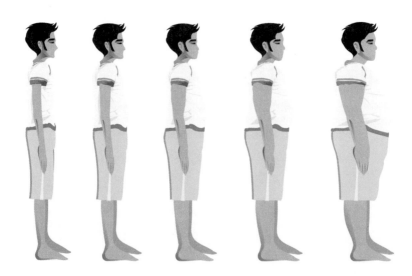

# 7 兒童青少年肥胖的關鍵

我又不胖，為什麼我兩個孩子都往橫的發展，
他們的胃像是無底洞，吃完飯後沒多久，
就問我有沒有點心，是不是他們代謝太好了？

　　兒童青少年肥胖的發生機轉與成人相似，主要是
因為攝取的熱量，多於身體所消耗的熱量，造成能量
累積轉換成油脂儲存在細胞內。

## 七成3歲兒童認得麥當勞

　　為什麼我們攝取的熱量，會超過身體所消耗的熱
量？舉凡先天性遺傳體質，生理心理因素引起飲食失
調，生活及社會環境造成運動太少等等，都是主要的
因素。

　　在英國有七成的3歲兒童，認得麥當勞金色拱門標
誌，速食文化深入兒童心裡；電視裡頭深富創意的食
品廣告，也常常打動兒童青少年的心；兒童看電視或
是打電動玩具，長久做靜態活動，也與肥胖有相當大
的關係。

## 瘦素讓你有飽足感

　　家族因素，可以透過基因遺傳造成，或是同一種
生活型態和飲食習慣導致，兩者互相影響有密不可分

的關係。有一群從小就讓人收養的人，其體重形態比較接近自己生父母的體型，比較不像養父母，因此，對於肥胖家族而言，遺傳體質的影響，比起環境因子為甚。

1995年科學家發現肥胖基因，脂肪源源不斷進入脂肪細胞的時候，脂肪細胞內的肥胖基因會轉錄出瘦素（一種脂肪系衍生性賀爾蒙），分泌出來經過血液作用在腦部食慾中樞，通知我們不要再吃了，如果血液中瘦素的濃度較低，或是對瘦素作用不佳，容易造成不知道吃飽了，攝食過量與能量消耗降低，最後體重上升造成肥胖。

## 8個壞習慣養出胖小子

### 1.環境因子：

高熱量食物常常在媒體廣告，誘引食慾，尤其是兒童與青少年，在食物的選擇上傾向於選擇高油、高糖、高熱量「三高」食物，重視口感、口味與方便性的考量，還有家庭號大包裝，常常家裡櫃子與冰箱塞滿零食飲料點心，隨手可得。

### 2.看電視的習慣：

有一位精神科醫師Halford，做了一個有關廣告對小孩子食慾影響的研究，放映卡通之後，有一組播放美食廣告，有一組播放玩具廣告，之後讓孩子自行取食吃點心，結果是播放美食廣告的，比播放玩具廣告

的小孩飲食量增加，尤其是體重肥胖的小孩會增加的飲食量達134％。

在英國，平均每個孩子一週的看電視時間是17小時，大多數的廣告食物是屬於垃圾食物，就是少有均衡的營養素，都是「空熱量」。看越多電視的孩子成為小胖子的風險越大。

### 3.飲食習慣：

一般兒童大多喜歡甜食或油膩食物，如果家長時常以食物作為獎勵或是安慰的工具，兒童養成以吃東西當做快樂的來源，若是遇有情緒不好、挫折感的時候，就有可能藉由吃東西來紓解壓力。還有吃零食的習慣，吃東西速度太快，也會導致過多熱量攝取。

### 4.缺少運動：

現代兒童、青少年坐著看電視、上網或是打電動玩具，課後補習都以學科上課為主，也是坐著聽課，靜態生活鮮少運動，例如：坐著寫功課、看書、打電動、上網，一坐數小時不動，或邊看電視邊吃零食，也是造成肥胖原因之一。

### 5.藥物的副作用：

例如氣喘小孩，如果長期使用口服類固醇藥物，可能引起肥胖症。

### 6.睡眠不足：

每一個人都需要睡眠，睡眠時肌肉神經不是癱瘓了，而是積極有意義的修復身心，睡眠正常的時候，

胰島素的敏感性正常，所以足夠的睡眠有益於身心健康，晚睡與睡眠不足，容易導致新陳代謝率及賀爾蒙分泌異常。

當睡眠不足的時候，胰島素產生阻抗，干擾葡萄糖進行代謝，睡眠不足也引起瘦素分泌減少，因而發展成為肥胖。

美國芝加哥大學的研究顯示，每天睡眠時間超過8小時，或是不足4小時的人，體重較肥胖也會促使體重增加，適量的睡眠避免肥胖有助健康。

## 7.靜態生活：

若是休閒時間的活動都以靜態坐著不動為主，例如：是看電視玩電玩、上網打電腦，很容易造成肥胖原因的主因，研究指出，減少靜態生活可減重20%左右，如果增加運動時間只能減重10%，所以要控制體重，減少靜態活動，可以讓成效更顯著。

## 8.喝飲料的習慣：

在台灣含糖飲料的銷售量驚人，許多家庭從來不煮開水，小孩子從小使用零用錢的習慣最常見是用來買飲料，下了課，人手一杯飲料的景象，常常出現的校園之中，100cc飲料大多含熱量30～40大卡，如果每天喝一杯500cc含糖飲料，365天之後累計熱量達73000大卡，每7700大卡增加體重一公斤，總計一年增加10公斤。

# 8 更年期婦女如何面對
代謝症候群

我從50歲停經之後，常常胸悶，
要來個大吸氣才會舒服，半夜會全身燥熱心悸醒來，
有時候突然像地震一樣暈一下，
我是不是得了心臟病？還有我也覺得手麻麻的，
是不是有循環不良、血管阻塞？
這些毛病和我抽血檢查血脂肪比較高有沒有關係？

　　50歲成為女性身體健康的關卡，踏入更年期，身體一些小毛病跟著來，像是熱潮紅、容易冒汗、失眠、情緒不穩定、頭痛等，這些是感覺得到的症狀，有一些感覺不到的改變也正在體內進行，像是血壓、血脂肪與血糖漸漸升高，不做身體健康檢查，實在是無法知道體內點點滴滴的變化，而全身血管也漸漸走向失去彈性而硬化，一般等到心血管出現症狀的時候，這些改變也至少進行了5～10年了。

## 出現病灶時，血管已被破壞60％以上

　　心血管疾病是現代人最大的隱憂，可是不像癌症一樣可以篩檢得知，心血管疾病的篩檢標準是什麼？就是「代謝症候群」。

　　代謝症候群，是多重危險因子同時發生在一個人

PART II

身上的現象，包含：肥胖、高血壓、高血脂、高血糖以及保護血管的高密度脂蛋白膽固醇不足，以上各種因子，在早期就會破壞血管內皮細胞，讓全身的血管處在破壞、修復……反覆的發炎狀態之下，數年之後難免會有心血管疾病，心絞痛、冠狀動脈心臟病、心臟衰竭、腦中風與癡呆症等等疾病，發生的時候，血管都已經被破壞60％以上了。

根據美國的研究，更年期後的女性，罹患心血管疾病機率很高，高過於肺癌及乳癌，心臟病是導致更年期後女性死亡的最大原因。

## 雌性素對血管的保護性消失

女性在更年期之後，代謝症候群的盛行率節節上升，比例激增2倍，未來面對更大的健康危機，也就是心臟病、糖尿病或是發生癌症等的機率也會提高。

為什麼女性在更年期後，代謝症候群會變多呢？理論上是女性卵巢分泌的雌性素減少，雌性素對血管的保護性消失，還有女性在更年期後，漸漸累積的腹部脂肪增加，由小腹婆升級到中廣直桶腰，代謝症候群也就跟著來。

更年期可分為早期和後期，早期指更年期後約5～6年內，後期是更年期後約5～6年以上。早期的更年期如果有嚴重更年期相關症狀，影響生活作息，可以短期使用賀爾蒙療法減輕症狀。

## ●更年期的保養

1. 每天維持三餐的習慣，三餐都吃，三餐都少的習慣。避免吃零食甜點與宵夜。

2. 減少白米飯或是白麵的量，改吃五穀雜糧飯或是麵包。

3. 拳頭大的水果每天2份，青菜量每天累積量約有2碗量。

4. 少用煎炒油炸烹飪方法，清蒸水煮或是烤滷較佳。

5. 選用健康的油，例如：橄欖油、芥花子油、葵花子油或是其他蔬菜油。

6. 植物油與動物油的熱量每1公克都是9大卡，沒差別的。

7. 吃魚比吃肉好，每週至少兩天有吃到深海魚，可以保護心臟。

8. 喝水量維持每天1500～2000cc，更年期之後容易泌尿道感染，多喝水保健康。

9. 每一餐吃七分飽，減少變成直桶腰。

10. 高鈣飲食包含乳製品、豆製品、海帶紫菜、小魚乾等等，注意含油脂量即可。

11. 有喝咖啡習慣的更年期婦女，限制每天咖

啡兩杯以內，避免骨質疏鬆。

12. 每天外出公園或是校園走路30～40分鐘，每週森林浴一次。

13. 結交好朋友，關懷社會當義工，活躍擴展生活的領域。

14. 每個月量量腰圍，每年健康檢查，監測血壓、血糖與血脂肪。

15. 隨時吃得健康、動得健康與保持好心情，代謝症候群不上身。

## Note　代謝症候群無法以賀爾蒙治療

　　無論早期或是後期的更年期，若是為了防治骨質疏鬆症，可以使用新型的賀爾蒙。但是代謝症候群是無法使用傳統型賀爾蒙，或是新型賀爾蒙治療的，更年期婦女面對代謝症候群，必須要思考改變生活型態，均衡高纖低脂的飲食，每天撥出30分鐘做運動，將自己的腰圍維持在80公分以下，並定期每年追蹤血糖、血脂肪與量血壓。

# 9 代謝症候群與失智，鍛鍊頭腦預防失智症

52歲傅先生辦理提早退休，在榮退歡送會之中，
同事開玩笑地說祝他早日找到事業第二春，
邱先生發表感言的時候，充滿對工作25年來種種的不捨，
吐露出淡淡的落寞。不為人知的是他的退休生活，
是陪伴日漸老邁癡呆的老父，有意盡人子孝心，
但是也時常擔心自己，是否也會成為老年癡呆的候選人。

　　目前全世界約有1800萬老年癡呆（失智症）患者，老年癡呆是在老年期的一種慢性，且是進行性的神經精神退化，原本正常的人卻逐漸出現記憶力減退，與心智功能障礙變化，就要小心評估是否有老年癡呆。

## 大腦細胞逐漸退化

　　一般而言，3～5歲的小孩腦細胞的量幾乎達到成人，之後細胞與細胞的連結成長到20歲，此後會慢慢陸續地萎縮死亡。

　　大腦細胞漸漸退化，引起的腦部皮質功能障礙，包含：智力減退，記憶力、計算力、判斷力、抽象思考力與語言功能減退，漸漸形成情感和行為障礙，影響吃飯、如廁、穿衣、沐浴盥洗及運動功能，導致無法工作與獨立生活。

最常見的失智症有：腦血管疾病所引起的「血管性失智症」，或是原發性退化型的「阿茲海默（Alzheimer's type）失智症」，其他如：帕金森氏症、腦外傷後遺症、藥物中毒、酗酒的酒精中毒等等。

## 營養過剩產生過多自由基

導致老年癡呆的原因之中，年齡與遺傳因素是重要但是無法改變的因子，可以改變的是腦部的血流供給量，如果沒有自由基攻擊與血管硬化現象，就會有健康的腦細胞，與充足的腦部血流供給量，扭轉細胞老化凋零死亡的命運。

長期高熱量、高油脂飲食，過剩的營養素引起的游離脂肪過高，會產生狠毒的自由基，大腦中的「纖維母細胞生長因子」大大增加，誘發腦血管硬化阻塞，老人進食過飽、營養過剩後，反而會出現大腦早衰、智力、認知能力減退。

> 範例：傅先生身體健康檢查結果：
> 　　血　壓：134/86mmHg
> 　　血　糖：112mg/dL
> 　　膽固醇：187mg/dL
> 　　三酸甘油酯：212mg/dL
> 　　高密度脂蛋白膽固醇：56mg/dL
> 　　腰圍：96公分
> 醫生診斷有代謝症候群，請他應注意飲食與適當運動，6個月之後回診追蹤，傅先生問出他最擔心的事：「我以後會不會變成老年癡呆？」

傅先生的檢查報告之中，有四項過高：

1. 血壓過高，134/86mmHg超過所定的130/85mmHg標準。
2. 血糖過高，112mg/dL超過所定的100mg/dL之標準範圍。
3. 三酸甘油酯212mg/dL超過所定的150mg/dL之標準範圍。
4. 腹部肥胖，腰圍96公分超過所定的90公分標準範圍，可以診斷有代謝症候群，只要有心挑選健康的飲食，持續增加身體的活動量，相信6個月後追蹤，各項因子都可以得到改善，遠離代謝症候群，也遠離老年癡呆症。

## 篩檢代謝症候群，矯正不良因子

Jaffe與Kanaya等人在2004年發表美國賓夕法尼亞州的一項老人研究，共有2623位70～79歲生活功能健康的老人，在追蹤5年之後，有代謝症候群的族群出現認知功能障礙的風險，是沒有代謝症候群的1.2倍。

2007年Park博士在日本的研究發現：有代謝症候群的人，在腦部核磁共振檢查之中，出現白斑點（leukoaraiosis）的機會是非代謝症候群的3.3倍，這些白斑點可能代表腦部細胞的損傷，與未來腦中風和老年癡呆症有關。

韓國首爾大學的研究，使用1588位腦部核磁共振

檢查者資料，發現代謝症候群的人，腦部出現無症狀的腦栓塞風險高出2.2倍，這些無症狀的腦栓塞未來會有老年癡呆症，或是成為有症狀的腦中風機會都非常大，研究者建議為了預防腦中風與老年癡呆症，篩檢代謝症候群，並應積極的矯正各項代謝不良因子。

## 代謝症候群可以預測老年癡呆症風險

老年癡呆症無論是血管性的，或是阿滋海默型老年癡呆症，皆經常發生在高血壓，以及糖尿病的病人身上，當然代謝症候群，也包含高血壓與糖尿病的病人，也是老年癡呆症的高風險族群。

醫學的研究顯示，代謝症候群可以預測未來腦中風和老年癡呆症風險，我們改變不了遺傳因子與一年一年漸增的歲月，但是代謝症候群是可以改變的，五個因子——腹部肥胖、血壓超過130/85mmHg，血糖超過100mg/dL，三酸甘油酯超過150mg/dL，高密度脂蛋白膽固醇低於40mg/dL（女性低於50毫克/百毫升），如果5個因子之中有3個或是3個以上，代表有代謝症候群。

## ●預防老年癡呆症的方法

1. 篩檢代謝症候群（三高一低一胖，高血壓、糖尿病
   與高血脂，高密度脂蛋白膽固醇過低，腹部肥胖）。

2. 治療代謝症候群（藥物與非藥物）。

3. 非藥物治療，即是治療型生活型態改變。

4. 動動腦：多走出戶外，參加與人接觸的活
   動，多與社會接觸。

5. 動動手腳：動手動腳，多運動，走路散步
   就是好運動。

6. 動動腸胃：多喝水和優酪乳蠕動腸胃，按
   摩腹部也有幫助。

7. 多吃蔬菜：常吃十字花科和綠葉蔬菜（例
   如花椰菜、萵苣和菠菜等）。

8. 培養正當的嗜好：可以活化腦細胞，活躍
   腦部機能。

9. 避免營養過剩：男性腰圍90公分，女性
   腰圍80公分以上，每餐少吃兩口。

10. 每天適當攝取綜合維他命：減少自由基的
    破壞。

11. 戒菸：下決心戒除菸癮。

12. 居住的環境安全通風、明亮、色彩設計要
    鮮豔活潑。

## Note 老人失智症早期10大警訊

1. 記憶減退影響到工作：一般人偶爾也會忘記，不過一經提醒就會想起來，但失智患者經過提醒仍然無法想起來。

2. 無法勝任原本熟悉的事務：如廚師不知如何炒菜、鋼琴師不知如何彈琴。

3. 言語表達出現問題：失智症患者會想不起某個字眼，甚至以替代方式說明簡單的辭彙，如 「送信的人（郵差）」、「用來寫字的（筆）」等。

4. 喪失對時間、地點的概念：失智患者會分不清年、月、白天或晚上，甚至會在自家周圍迷路，找不到回家的路。

5. 判斷力變差、警覺性降低：如過馬路時不看左右和紅綠燈，一次吃下一周的藥量。

6. 抽象思考出現困難：日常生活所需操作電器，如：微波爐、遙控器、提款機的操作，對指示說明的意思無法理解。

7. 東西擺放錯亂：將物品放在不對的位置，如：水果放在衣櫥裡、拖鞋放在冰箱或被子裡、到處亂塞衛生紙等等。

8. 行為與情緒出現改變：情緒轉變較快、一下子哭起來或生氣罵人。可能出現異於平常的行為，如：隨地吐痰、拿店中物品卻未給錢、衣衫不整等。

9. 個性改變：如：疑心病重、口不擇言、過度外向、失去自我控制或沈默寡言。

10. 活動及開創力喪失：失智患者變得更被動，需要許多催促和誘導，才會參與事務，放棄原本的嗜好。

# 控制腰圍的祕密
## ——跟啤酒肚說bye-bye

像停經前後的婦女、罹患有高血壓、糖尿病等
慢性病的人、運動量突然減低的上班族，
或因車禍、開刀後必須休養，以及服用某些藥物的病患，
都是屬於發福的高危險群，容易奶油肥腰上身。

囤積在內臟周圍的腹內脂肪，
是形成心血管疾病的危險重要關鍵，
過量的腹內脂肪組織會分泌發炎因子，
使血管硬化造成高血壓，甚至影響血糖代謝。
在本篇我們要提供一套7周的瘦腰運動計畫，
包含減重策略、活動時間及技巧。
這些將有助於你從體內開始改變體型。
不需要電視購物頻道的健身器材，
你的身體可以成為最佳的健身房。

# 1 多睡一點會少胖一點

我們比100年前的人每天少睡2小時，
研究資料顯示少睡會多胖，
要控制食慾要先調控你的睡眠，多睡一點會少胖一點。
如果有肥胖的問題，應該評估是否有足夠的睡眠。

新陳代謝是我們身體對能量的運用，不僅遺傳基因決定體內能量的運用，環境因素所占的重要性更是不亞於遺傳。

## 睡眠時細胞進行修復

電燈的發明，整個改變人類的作習時間，夜晚能從事的活動更多了，但是睡眠的時間卻相對地減少，粗估100年來，人類每天少睡了2小時。睡眠並不是被動式的休息，睡眠之中，身體做了許多細胞的修復，記憶的重整，對人類的身心健康有正面的作用。

減少睡眠，這對人類的大腦產生變化，尤其是賀爾蒙與神經傳導物質部分影響重大，該睡的時候不睡，該清醒時卻很想睡，引起生理時鐘的錯亂，女性月經不規則、失眠症、焦慮與憂鬱症的人數大增。

## 長期睡眠不足體重增加

短期急性失眠睡不著，第二天會注意力不集中，

疲倦無活力，容易失誤出差錯，但如果是長期睡眠時數不足，則容易變胖，會有心血管疾病，原因可能是長期睡不飽，而食慾大增的緣故。

在美國6～11歲的兒童肥胖盛行率，是20年前的2倍，而十幾歲青少年更是以3倍的速率增加。同時，發現兒童與青少年的睡眠減少了，依據醫學研究報告指出，學齡期小孩睡眠不足10小時，就會會增加肥胖的機率，睡眠甚至比父母親的肥胖基因、家庭總收入、使用電腦、看電視時間等因素影響力更大。

加拿大魁北克的大學，研究該地區平均6.5歲的兒童，發現五分之一的男孩與四分之一的女孩有體重過重的情形，睡眠少於10小時的孩子，肥胖的風險是睡眠12小時的3.5倍。研究者特別指出「**如果小孩子有肥胖的問題，應該評估小孩是否有足夠的睡眠。**」

在法國1000名5歲小孩子，以及在日本8000名6～7歲小孩子的調查研究，夜間睡眠不足比較容易變胖，在西班牙約1800位的青少年研究，也顯示相同結果。

## 睡眠時間少的人，死亡率也較高

成人世界裡頭，美國國家睡眠基金會統計人睡眠平均7小時，比醫學建議的8小時少了1小時，與1900年比起來也減少90分鐘。

在2002年調查，四成的美國成人睡眠不足7小時，而也有三成的人有肥胖的問題，睡眠不足與肥胖的關

連性如何？有關成人的睡眠時間與死亡率的相關性，最著名的是來自美國癌症學會，該學會分析100萬人資料後發現，睡眠時間少的人身材較為肥胖，還有追蹤之後這些人的死亡率也較高。

## 賀爾蒙在行動

為什麼睡得不夠會引起肥胖？

這與兩種作用相反的賀爾蒙有關，一是脂肪細胞分泌的「瘦素」，睡眠不足的時候瘦素的分泌會減少，另外一種是腸胃道分泌的「胃泌生長素」（ghrelin）。

瘦素是脂肪細胞分泌用來減少饑餓感的賀爾蒙，作用在大腦的下視丘，通知大腦不要再吃了，當睡眠不足的時候會分泌減少，身體就不覺得飽；而胃泌生長素是腸胃分泌用來產生饑餓感的賀爾蒙，也是作用在大腦的下視丘，通知大腦身體的饑餓感，要盡快尋找食物。

有學者徵求志願者做研究，每人每天限制只能睡4小時，6天之後發現，睡得不夠，瘦素少、胃泌生長素多，兩者合併作用就是「好餓，吃了也覺得不會飽」，志願受研究者人人食慾大增，難怪會越來越胖，這種研究只能做6天，再加長時間就屬於沒有研究倫理了。

## 睡眠呼吸中止症

睡眠是大腦重要的功能之一，現代人睡眠被剝奪

而不自知，一點一滴累積下來，不僅讓胰島素作用失調，產生肥胖，也容易發生睡眠呼吸中止症。

腰部的肥胖與粗脖子之間，是有關聯的，而粗脖子會阻礙呼吸（如果頸圍超過17吋，風險就更高）。輕微的呼吸受阻——打呼，空氣仍可通過咽喉進入體內，但是會產生呼嘯聲；嚴重時肺部吸不到空氣的時間，可能一次長達10秒之久，導致睡眠呼吸中止症。

現代大多學者皆認為，睡眠呼吸中止症是代謝症候群的一種表現型。晚上睡眠品質不佳，白天疲倦，短期間表現出白天注意力不集中、打瞌睡、功課不好、工作表現不佳；長期下來則容易發生糖尿病、心臟病、高血壓。

生理時鐘混亂→新陳代謝速率減緩→胰島素作用失調→肥胖→代謝症候群→睡眠呼吸中止症→糖尿病

## 檢視自己的睡眠銀行

每一個人都有自己的睡眠銀行，睡到足夠健康需求，這對大多數的人而言是8小時，如果睡不夠，每天欠睡眠銀行1個小時、2個小時，長期下來，我們欠睡眠債有多少？

缺乏睡眠有損我們體重的控制，可以嘗試開始一天多睡30分鐘，漸漸調到一天睡7～8小時，如果到星期天還需要睡到中午的話，表示下一周，你每天仍需

要在增加睡眠時數。

如果你睡了很多，超過8小時以上，但是白天仍然感覺疲倦，表示你有睡眠障礙，如果你又合併有打呼的習慣，即有可能是睡眠呼吸中止症，因為阻塞呼吸道，血中低氧狀態會刺激交感神經，增加心跳血壓與種種內分泌，讓人覺得餓而食慾大增，常常有饑餓感的感覺，增加體重肥胖。

當一個人睡眠不足疲勞的時候，胃泌生長素會刺激食慾，引發對甜食的食慾，所以多做甜甜的夢，就可以少吃甜甜的零食了。

## 要控制食慾要先調控你的睡眠

成人睡眠時間少於7小時，比起睡多一點的人，有較高的身體質量指數，而且不論季節，較有體重增加的現象。

睡眠不足，等同新陳代謝不好，會導致肥胖，凡是會受睡眠影響的賀爾蒙，都會引發我們變胖。

目前無法知道一個肥胖的人，應該多睡幾個小時才會變瘦，不過，可以嘗試多睡30分鐘到1個小時，少喝酒、少抽菸、多運動，不僅可以多睡、少胖，更對情緒有正向幫助，身心健康免生病。

# 2 減重，該運動？該節食？

我在一個月前暈眩發作，早上起床的一剎那之間，
天旋地轉好暈好暈，只能閉上眼睛躺下來一動也不敢動，
過了幾分鐘才慢慢好起來，
到醫院檢查，醫師說內耳神經不平衡加上血脂肪過高，
要我飲食控制也要運動。我想是應該減重沒錯，
可是該開始運動？還是先節食？

你可以回顧一下，自己的時間是如何運用的？

一天24小時，一週168小時，有三分之一在床上睡覺，有三分之一時間需要工作以賺取生活費，另外的三分之一呢？這8小時的時間，你都做些什麼活動呢？選擇健康的生活型態，就在這8小時的運用上。

## 抽些時間改變生活

國人平均每天花2～3小時看電視，年青人每天可以花3小時上網，如果你在休閒時，大部分都是靜態坐著的，即屬於代謝症候群的高危險群。

在挪威16,000人追蹤28年的長期研究顯示，在休閒時間中的活動量，屬於中重度活動的人，比靜態生活與僅是輕度活動的人，代謝症候群的發生率大幅減少35％，糖尿病的發生率減少32％。

活動量要達到中度，其實不難，一般沒有球類或

是跑步運動的人，只要做得到「快走」就有中度活動量了，一秒走兩步、肩部上臂大擺動即是「快走」，大約每小時走上4～5公里距離的速度。

想想看，是不是可以每天撥30分鐘的時間，讓身體動起來。

## 快速減重不是好事

健康減重沒有捷徑，從心動到行動需要時間，從「頭腦知道」到「手腳做到」之間的連結要毅力，實施健康減重的生活型態改變，動機應是出於自願且是基於健康理由的，時時可以做到自我反省或是紀錄，雖然沒有像多啦A夢任意門一樣的捷徑，但是願意學習，願意改變生活作息與習慣，就是好的開始。

減重不求快速，快速減重沒好事，不是拉肚子就是脫水分，免疫力降低又容易骨質疏鬆。緩慢且階段性的健康減重方式，目前強調的是——

1. 每週減重0.5～1公斤的速度。
2. 減重10%好處多。
3. 好好保持減下來的體重。
4. 停滯期一段時間之後，再次減重。

## 飲食與運動雙管齊下

健康減重都需要飲食、運動兩者一起配合，但是一起實施的時候，整個生活可能會來個大轉彎，改變

生活過大，對一部分人可是不容易接受，此時，先問問自己喜歡運動減重法？還是節食減重？自我評估看看自己是可以偏向運動還是飲食控制，如果兩者都可能而無法選擇，當然就是雙管齊下更加有效。

## ●我的健身計畫

| 我該選擇運動計畫 | 我該選擇節食計畫 |
|---|---|
| ．我通常在家裡做飯吃 | ．我想儘快減輕體重 |
| ．我認為健美比減去體重公斤數重要 | ．我會計算每減一公斤花多少錢 |
| ．我生活緊張 | ．我常常外食 |
| ．我常常情緒不佳 | ．有節日時我的體重容易增加 |
| ．我有長期背痛 | ．我常常用味覺決定食量 |
| ．我想更有活力 | ．我一向不運動 |
| ．我曾經喜愛運動 | ．我寧可看電視不願外出 |
| ．我用腦工作過多 | ．我做事會注重小節 |
| ．我一定要減重而且不再發胖 | ．我喜歡纖細平滑的皮膚 |
| ．嫌計算食物熱量很麻煩 | ．我的生活蠻規律的 |

PART III

# 3 減重成功者的特質

第一步驟：頭腦想變瘦，
第二步驟：嘴巴說出來要減重，
第三步驟：身體力行，
第四步驟：持之以恆。
減重成功者的特質是：正向的知行合一實踐者。

　　減重不成功最大的問題，是「頭腦沒有正向回饋」，如果減重得不到快樂的回饋，不認為自己減重是快樂的，而以為吃少是虐待自己，運動是流汗累人的折磨，跑步只盯著消耗多少卡洛里，頭腦得不到快樂的正向回饋，即使減輕體重也得不到身心健康的好處，而且還容易復胖。

## 減肥，用腦力別用蠻力

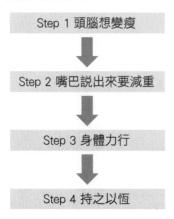

Step 1 頭腦想變瘦

↓

Step 2 嘴巴說出來要減重

↓

Step 3 身體力行

↓

Step 4 持之以恆

減重的過程，從第一步驟：頭腦想變瘦，到第二步驟：嘴巴說出來要減重，到第三步驟：身體力行，而且第四步驟：持之以恆，有九成的朋友大多止於第一第二步驟，大聲嚷嚷的人不一定會進入第三步驟，但是第三、四步驟是減重成功的朋友必經過程，通常剩下的一成的人到第三身體力行步驟，也是進進出出，真正有決心與實踐力的人僅剩5％。

檢討原因，是方法不對？還是對象不對？減重成功者常常表現出一種特質，觀察這群人的特質與採取的方法，可以給我們一些啟示。

## 訂定適當的減重目標

如果要定一個登上喜瑪拉雅山的目標，你可能一笑置之，假裝認真想一想，1秒鐘後就放棄了。要你減輕體重20公斤，或許反應沒兩樣，但是要你減輕體重10公斤，並且有一個可行的方法，你願不願意試試看呢？

適當的減重目標非常重要，達到目標，就會有自我成就感，並且對於目前採用的方法產生信心，比較願意繼續進行到第四步驟：持之以恆。

千萬不要有不切實際的減重目標，例如在3個月瘦下20公斤，可遇不可求啊！因為一直達不到目標，挫敗感讓我們失去信心，進而放棄，是不利的因素。

## 減重的速度

　　減重的速度在開始的時候最有爆發力，決定在你的動機強弱，一開始1週減重1公斤以上的人動機強、爆發力道也強，只要堅持，勝利就在面前，觀察到能夠在開始減重2～4週減下愈多體重的人，未來達到目標的機會越大，而且不復胖。

　　也有人認為緩慢而持續的減重速度，比較沒有壓力，例如：每週減少0.5公斤的體重，這種緩慢的減重速度方法，減重者需要耐心與長期抗戰的認知，才會讓體重一直在下降，而持續的得到成就感。

## 日常體能活動度

　　增加體能活動度可以直接消耗能量，並且使身體感覺健康，願意在日常生活之中加入「多動」的健康元素的人，即使只是多走路、走樓梯，比起在休閒時間都用在看電視、上網或睡覺的人，更有減輕重量的機會。

## 日常飲食

　　在減重成功者身上，觀察到他們有較為規則的三餐飲食，定時定量的習慣，飢餓感較少，比較不會在空閒時間吃零食，也使人有活力增加體能活動，尤其有學者研究發現：每天吃早餐的人，減重比較容易成功，因為有吃早餐，中餐比較不餓，會選擇吃卡路里

較少的食物。

在飲食內容物上，體重的減輕與低卡路里飲食有絕對的相關性。在減重成功者較多選擇蔬菜水果，而且會減少油炸食物、甜食零嘴的攝取。

## 飲食行為

吃的行為會受到三種因素影響：

1. **對吃的控制力**：指有意識的減少對整體食物量攝取的能力。
2. **抑制力**：看到喜歡的食物會因為要減重，而能夠控制。
3. **飢餓感**：在肚子餓的時候，感覺飢餓的程度以及對食物的渴望程度。

不容易減重的人有較高的飢餓感，對喜歡的食物無法招架，馬上進入準備進食狀態。饑餓感不容易受壓抑，所以建議採取「彈性飲食法」，就是減重仍然可以享受美食。對於一些高熱量的食物，以小分量品嚐，例如中秋節的月餅一個切成八份，使用小碟子、小叉子，漸漸減少攝取的量。

嚴格但不情願的控制飲食，容易反效果造成暴飲暴食，會藉由吃東西來舒緩壓力或平復情緒。

## 壓力處理

減輕體重與改變生活型態是一種壓力，所以對於

壓力的耐受度和處理的態度便會影響減重。建議想要減重的人，最好避免在面對極大壓力事件的期間進行減重計畫，雙重壓力之下，不利健康減重的目的。

觀察進行減重計畫的人，常常發現成功減重的人有較為正面的處事能力，也就是能正向面對問題，並加以解決處理的人，減重的成功率也高，因為較有信心去控制情緒、掌控生活和運動，不容易放棄。如果處事態度上比較消極，不是等待問題自動消失，不然就是一昧的尋求外援，除非遇上了大毛病非改不可，這種人對生活型態的改變，也通常採取被動、抗拒的態度。

## 減肥動機

動機影響態度，態度影響成就。

動機的強弱影響我們做決定的速度，每一個願意改變生活型態的人，在背後必然有一個強烈的動機，那個最關鍵的原因隨人不同，有人為了健康，比如；膝部退化疼痛、高血壓或糖尿病；有人因為生活或工作的需要而減重；在兩個月後即將披上婚紗、或是生產後減重；甚至有人因為生氣賭一口氣來減重的，有動機、有堅持的人成功率也較高。

如果試圖建立一套，所有人都有效的減肥模式，一定會失敗，因為每個減重者都有不同的個性特點，減重動機千百種、處在不同的環境、來自不同的飲食

文化背景，喜不喜歡運動也有差異，這些生活型態與個性的差異，有些利於減重，有些則不利。所以方法也有千百種，各取所需。

## 了解自己的減重階段

在行為改變的理論上，採取健康的飲食與運動，也是一種行為改變，我們可以把減輕體重這件事，搭配上行為改變的跨理論模式，現在，我們來評估自己在哪一階段。

● 減重階段自我評估表

| 跨理論模式階段 | 狀態 | 可以採取改變的方法 |
|---|---|---|
| 1.懵懂期（未考慮期） | 6個月內沒有考慮過 | 多聽多看多了解 |
| 2.深思期（考慮期） | 6個月內有考慮過 | 尋求關鍵的動機 |
| 3.準備期 | 預計1個月內開始實施 | 找尋可行的方案，認真的面對 |
| 4.行動期 | 採取行動約半年內 | 做下去─修改─再做 |
| 5.維持期 | 半年至兩年 | 多體會，從中獲得成就感 |

這些時期或是也稱作階段，並非一定要得按照順序，或是一路進行性的，有人在準備期之後又回到深思期，有人在行動期只走了2週之後，又回到考慮期。了解自己在哪一個時期，考慮自身的狀況，包含身體狀況與環境狀況，畢竟減重的行動期，是實際生活型態改變的開始，需要自己調適、家人或朋友支持與專業人員的協助。

# 4 你準備好要改變生活型態了嗎？

一家人只有我是高血脂，
每次吃飯只有我要燙青菜、要水煮肉，
每次吃喝玩樂都沒我的份，
要我控制飲食，不如就把我關起來算了！

以改變生活型態，來治療代謝症候群是可以成功的，在美國的研究我們可以看到令人鼓舞的結果，有代謝症侯群的人在改變生活型態之後，有多四成的機會回轉為正常。相同的，改變生活型態也讓糖尿病前期的人，減低進入糖尿病病程的可能性，減少永無止盡的服藥與反覆檢查血糖。

## 減輕5％體重，代謝跟著變好

改變生活型態要改變什麼？

第一：健康飲食，每日減少500～700大卡熱量。

第二：健康運動，每週合計150分鐘。

第三：減重7％體重。

注意，在這裡的減重並不是減到理想體重，只要減輕5～7％體重就可以讓代謝因子改變，例如70公斤的男性，只要減重5公斤就可以了，60公斤女性減重4公斤，不僅身體感覺輕盈，代謝變好了，一些容易頭

暈、胸悶、手腳麻與緊繃的狀況也會隨之改善。

還有這裡的運動，也不是一定要打球、跑步、游泳，可以快步走、做園藝、做家事也算，通常走路是一項不需要運動器材、不限制場所的好運動。

## 壓力大時不適合驟然改變

你可以自我評估一番，先想想自己目前是否適合改變現在的生活，如果你處在極大的工作壓力、家庭生活劇變或是嚴重經濟壓力問題之中，這些生活壓力事件，讓人無法應付規律的生活調整，此時並不是合適的時間，等待時機，未來回復穩定生活了再說。

還有，如果你有一種無法控制的情緒，導致無秩序性的大量飲食，可能有暴食症的懷疑時，應該找精神科醫師治療疾病。

## 評估自己的實踐力

在沒有以上兩種不合適的狀況，就可以自我評估並預測會不會成功，重點是你的價值觀、正向的思考與行為實踐的能力。

### 1.你知不知道自己為什麼要改變生活型態？

例如抽血檢查三酸甘油酯數值是186 mg/dL，或是血壓通常量起來在135 / 82 mg/dL，腰圍的游泳圈變大了等等，這些代謝不良因子侵蝕身體健康，就是我們改變生活型態的主要原因。

## 2.你有沒有想過要如何改變？

這點通常會繞著飲食、運動兩方面來思考，自己最清楚自我的個性與實踐計畫的能力，越是了解自己的優缺點與實踐力，成功比例越大。

此外還要加入一個評估，當自己處在不順心的時候，是否有正向思考的處事態度，如果常常如此，也可以提高改變生活型態的成功比例。

● 自我評估表1

| 1. | 你目前是否處在極大的工作、家庭生活或是經濟壓力之中？ |
|---|---|
| 2. | 你目前是否有無法自我控制過量飲食的困擾現象？ |
| 3. | 你是否自己知道為什麼要改變生活型態的原因？ |
| 4, | 你是否曾經自己主動思考過要嘗試飲食減量？ |
| 5. | 你是否有實際做過將飲食減量？ |
| 6. | 你是否曾經自己主動思考過要嘗試增加運動？ |
| 7. | 你是否有實際做過增加日常生活的運動量？ |
| 8. | 你平時在不順心或是挫折感的時候，常常面對它與處理它嗎？ |
| 9. | 你是否了解改變生活型態的目標？ |
| 10. | 你是否相信自己可以去努力完成所訂定的要求？ |
| 11. | 你預期減少多少體重？ |
| 12. | 你預期改變生活型態後，除了減少體重之外的其他益處為何？ |

如果你已經評估自己的成功率還可以，或是願意嘗試，這些都是印證你是積極主動陽光型一族，那就開始準備進入改變生活型態，Are you ready？ Go！為了確知你的準備完全，再一次回答以下問題。

## ●自我評估表2

| 1. | 我知道我要改變生活型態的動機為何。 |
|---|---|
| 2. | 由我以前嘗試的方法，知道自己的弱點，願意再想其他可行的辦法。 |
| 3. | 我可預期到家人或是朋友會支持我。 |
| 4. | 我可以了解改變生活型態的益處。 |
| 5. | 我知道自己對體能活動的態度，願意多加一些也好。 |
| 6. | 我可以撥出一些時間與注意力，在實踐健康生活上。 |
| 7. | 我改變生活型態時，可以正向的面對潛在障礙。 |

　　請注意第3點，人是群聚的動物，我們與家人同事朋友之間合諧相處，互相鼓勵支持，對計畫執行與持續非常重要，或是應該說改變生活型態需要有同伴，一起來做，有趣也有勁，想想看有人曾經說的：「一家人只有我是高血脂，每次吃飯只有我要燙青菜、要水煮肉，每次吃喝玩樂都沒我的份，要我控制飲食比死還難受！」這真讓人孤單無助。

　　所以，除了非常特殊的環境，請你一定要讓眾親友皆知你的計畫，邀請他們隨時提醒或是一同來做計畫，讓大家一起更健康。

　　評估好了嗎？開始下決心改變一下生活吧！

PART III

# 5 代謝症候群的護心計畫

改變飲食及經常運動，即使體重未降低，
也可使血壓降低，改善血脂肪及胰島素抗性。
進一步保護心臟的要點則是：
吃得健康、動得健康、保持好心情。

　　有代謝症候群的民眾，身體已經處於發炎及容易
血栓的狀態下，於是糖尿病、中風、心肌梗塞甚至失
智症等疾病，可能隨之而來。在門診及健檢時，常可
以發現許多民眾，已是代謝症候群高危險群，卻不自
知，年輕民眾或許認為心血管疾病等，僅發生在老年
人身上，殊不知身體已出現了警訊。

## 體重和胰島素敏感性高度相關

　　罹患代謝症候群的人，未來罹患糖尿病及心血管
疾病的危險性增高，其心血管疾病與死亡率也上升。
罹患冠心病的風險增加2倍，罹患冠心病的死亡率提高
3～4倍，罹患第二型糖尿病的風險提高6～7倍，罹患
腦中風的風險提高2～3倍。

　　「減重」是改善代謝症候群的第一要務，它可以
改善大部分，甚至全部代謝症候群的危險因子。體重
和胰島素敏感性有很高的相關性，而減重可以有效提
高胰島素敏感性（即降低胰島素阻抗），進而降低心血管

疾病發生。

## 每天減少500～700大卡熱量

依照美國糖尿病學會、心臟學會專家建議，設定減重目標為 6～12個月內減少7～10％的體重；並做到每天減少500～700大卡熱量，減少飽和脂肪、反式脂肪酸、膽固醇、單醣類攝取，增加水果、蔬菜、穀類、魚肉之攝取。

總熱量來源的25～35％應由脂肪來供應，如果超過35％，飽和脂肪酸的攝取將會隨之增加。造成低密度脂蛋白膽固醇的增加；如果低於25％，三酸甘油酯可能會上升、高密度脂蛋白膽固醇可能會下降。減重可降低膽固醇、三酸甘油脂、血糖、胰島素抗性，更可降低C反應蛋白發炎指數，以及提高高密度脂蛋白膽固醇（好的膽固醇）。

## 有動就能改善血壓

改變飲食及經常運動，即使體重未降低，也可使血壓降低，改善血脂肪及胰島素抗性。進一步保護心臟要點：吃得健康、動得健康、保持好心情。

## 護心計畫

### 怎麼樣吃得健康呢？

每餐輕食主義七分飽，清淡輕鬆，沒負擔。可千

萬不要吃到飽。

　　吃什麼好呢？高纖米飯，多蔬果，先吃3種蔬菜再開始吃肉，吃肉要吃肉質不吃油皮，把油炸酥皮部分去掉，多喝茶水，少喝飲料，平均每天尿尿6～7次，才表示你喝的水分足夠。

☐ 改掉喝飲料習慣

☐ 改吃五穀雜糧飯

☐ 麵飯不加魯肉菜汁

☐ 吃肉要去皮

☐ 吃3種蔬菜後才吃肉

☐ 喝水2000cc

☐ 輕食清淡沒負擔，七分飽

## 怎麼樣動得健康呢？

　　走路就是運動，戶外、室內都可以，慢慢進步沒關係，目標每日健走萬步，開始時先定4000步，每週多進步1000步。看電視時間就是我們的「動動」時間，少坐沙發，動手動腳好健康，平時坐姿、站姿，保持好姿勢，肌肉都有用力喔！

☐ 第一週每日4000步，屈膝仰臥起坐10下

☐ 第二週每日5000步，屈膝仰臥起坐10下

☐ 第三週每日7000步，屈膝仰臥起坐20下

☐ 第四週每日8000步，屈膝仰臥起坐30下

☐ 第五週每日9000步，屈膝仰臥起坐40下

☐ 第六週每日10000步，屈膝仰臥起坐40下

## 怎麼樣有一份好心情呢？

☐ 正向思考

☐ 找一些有關信心的書，多看書

☐ 幫助周遭的人，一句好話一個小幫忙

☐ 溫柔眼神，多聆聽

☐ 凡事感恩，歡喜做事

☐ 想想進修計畫，投資自己

# 6 彩虹減重計畫

我學生時代是運動員,自從進入社會開始上班以來,
已經很久沒有時間做運動了,體重增加了20公斤,
肚子上增加一個大游泳圈,最近後頸部出現僵硬疼痛,
有時候會痛到肩膀還有手臂,偶爾會往上痛到偏頭痛,
我一直懷疑,我的腦血管是不是快要阻塞了?

　　研究顯示:不運動或是低體能活動成人,31%會有
代謝症候群,中度體能活動的就降低到11%,而體能運
動量高的人僅有3%,動得健康改善身體新陳代謝,一
個不運動的人,35歲之後每15年減少肌肉組織的10%,
難怪靜態的生活導致百病叢生。

## 改善手腳痠麻、胸悶

　　為了讓代謝症候群與肥胖的人,能夠改善新陳代
謝,美國心臟協會建議的策略,包含:

1. 體重控制。
2. 提升體能活動。
3. 飲食控制。

　　在短期間,我們可見到體重減輕、改善血脂肪與
血壓,血糖也進步了,走路感覺輕盈一些,手腳痠麻、
頭暈、胸悶症狀也變得輕微,而長期最終目標是為了
降低罹患心血管疾病,以及第二型糖尿病之機率。

## 四肢、軀幹都要活動

　　無論你的健康問題是血壓、血脂、血糖或是腰圍過大，都與體能活動不夠有關，體能活動與靜態生活是相反的，體能活動代表：四肢與軀幹都活動到，而且有助熱量消耗，包含：工作、休閒、運動都算。

　　如果你每天花30分鐘做體能活動，約等於每週消耗1000大卡的熱量，可以改善健康提升體能，當你有計畫的增加到每天60分鐘，約每週消耗2000大卡的熱量，對體重控制更為明顯，更能增加相關益處，且達體重控制的目的。

## 每日該有的運動

　　治療代謝症候群，增加運動量是很有效的。

　　有研究顯示：有代謝症候群的人，運動一段時間之後，再次抽血檢查，三酸甘油酯、血糖、血壓都降低了，連腰圍也瘦了一圈，有三分之一的人不再有代謝症候群疾病，這表示運動可以同時改善多個代謝不良因子。

### 1.快走：

　　每天快走30分鐘，就像每天睡眠一樣必需、重要。

　　快走是最佳的建議，1秒鐘2步的速度，1分鐘大步走有120～150步，肩部大擺動，再走約5～10分鐘有一些喘與流汗，繼續保持15～20分鐘，漸漸跨步小一些慢一些，變成散步，之後可伸展筋骨5分鐘。

有人在快走的時候，手上握著600cc裝水的瓶子來加強上臂肌肉，這是不錯的創意。如果有慢性心肺疾病，或是剛開始運動的人，體力不支，走路時間可以縮短，走路步伐可以減慢變小，但是儘可能每天都出門走走。

以快走的運動來計算所消耗的卡洛里，60公斤的人半小時消耗150大卡，雖然不算太多，是屬於低至中度的活動，但是運動促進新陳代謝變好，功效可以持續1天以上，只要不要自認為有運動，就可再多吃食物或是飲料，運動一定有其功效。

**2.伸展運動：**

簡單的拉筋伸展運動，增加身體柔軟度也有助筋骨舒暢，可以訓練柔軟度，柔軟度就是關節可以在適當範圍之下活動。

良好的柔軟度增加運動表現，同時也較少肌肉韌帶酸痛的運動傷害發生，常使用背部肌肉群與大腿後側肌肉群來測驗柔軟度，如果可以立姿體前彎的時候手能觸地，代表柔軟度還不賴。

**3.有氧運動：**

全身肌肉都能運用到，即是有動態、有節奏性的擺動身體大肌肉群的運動，例如：走路、打球、慢跑、爬山、游泳等，主要增加心肺耐力與肺活量，有效降低許多心血管、肥胖、代謝功能異常疾病的發生率，也會訓練肌力及肌耐力。

動物肌肉分為兩種，一種是偏有氧耗能的紅肌，一種是偏無氧耗能的白肌。

常常運動的人紅肌會變得比較多，肌肉組織增加攝氧能力，也可以提升心肺耐力，增加肺活量以及心血管對環境的適應。

糖尿病的人肌肉組織中白肌比較多，容易肌肉無力酸痛以及疲倦，所以稍微運動就容易喘，四肢痠痛，而且感覺全身無力，這種缺乏體力的現象，會隨著體能活動量減少越來越嚴重，而越嚴重越不想動，惡性循環之下，人感到疲倦無力懶散沒有活力，吃再多的營養也無法補充體力，此時，唯有一點一滴的體能訓練，累積活動力，才有扭轉的可能性，可見運動的重要性。

## 進階訓練每日60分鐘

如果是體力尚佳的肥胖者，有意以運動減重，必須設計加強減重型運動，時間與運動強度都還要再增加，每日消耗300大卡以上。2003年世界衛生組織的報告告訴我們，要避免不健康的體重增加，每天運動至少需要45～60分鐘，而且在體重減輕後，仍然必須維持運動的習慣，避免體重回升。

運動可以改善血糖、血壓與血脂肪，增加皮膚與肌肉彈性，增加自信心，減少情緒的憂鬱及焦慮感，改善日常生活功能，做事更得心應手，還可以減低癌症發生率（例如大腸癌發生機率減少）。

## 加強基礎代謝能力

不要以為沒有時間做運動就放棄運動，其實基礎代謝率是占身體能量消耗比例最大的，基礎代謝率包括身體的消化代謝、心跳呼吸、肌肉張力的維持，以及保持體溫等等，走路時抬頭挺胸縮小腹，隨時保持好肌肉的張力，就是增加你的新陳代謝。

簡單有效的方法持續保持，還有，有機會走動就走動，例如走路上下班，三四層樓梯就用走的，假日選擇家裡附近的學校公園、登山步道等等，走路流汗全身舒暢，皮膚肌肉彈性回復，心肺功能增強。

如果你是假日早上睡到11點的睡美人，以後早睡早起，去走路運動的皮膚會更好，試行一個月看看，摸摸臉蛋皮膚一定更有彈性，變年輕10歲沒問題。

## 彩虹運動計畫

彩虹運動是提供給剛開始運動的人的計畫表，每週漸進式增加運動量。

**適用**：沒有運動習慣的減重者，在客廳看電視時間就是你的運動時間，超重與年齡大者，應減緩漸進速度。

**特點**：入門容易，漸進式，不需昂貴運動器材。

**基本配備**：計步器、氣墊運動鞋、客廳軟墊、低磅數啞鈴一對。

## ●彩虹運動計畫表

| 開始 | 彩虹運動計畫 | 戶外或室內 | 居家客廳椅子上 | 居家客廳地板 | |
|------|------------|-----------|--------------|-------------|---|
| 第一週 | 1〔紅〕 | 每日健走4000 步 | 啞鈴手部伸展3分鐘 | 仰臥騎單車式5分鐘 | |
| 第二週 | 2〔橙〕 | 每日健走5000 步 | 啞鈴手部伸展5分鐘 | 仰臥騎單車式5分鐘 | 屈膝仰臥起坐10下 |
| 第三週 | 3〔黃〕 | 每日健走7000 步 | 啞鈴手部伸展5分鐘 | 屈膝仰臥起坐15下 | 原地拍膝跳跑20下 |
| 第四週 | 4〔綠〕 | 每日健走8000 步 | 啞鈴手部伸展8分鐘 | 屈膝仰臥起坐20下 | 原地拍膝跳跑30下 |
| 第五週 | 5〔藍〕 | 每日健走9000 步 | 啞鈴手部伸展8分鐘 | 屈膝仰臥起坐20下 | 原地拍膝跳跑40下 |
| 第六週 | 6〔靛〕 | 每日健走10000 步 | 啞鈴手部伸展10分鐘 | 屈膝仰臥起坐20下，早晚一次 | 原地拍膝跳跑40下，早晚一次 |
| 第七週 | 7〔紫〕 | 每日健走12000 步 | 啞鈴手部伸展12分鐘 | 屈膝仰臥起坐20下，早晚一次 | 原地拍膝跳跑40下，早晚一次 |

### Note 運動1分鐘壽命增長4.5分鐘

　　2005年國民健康局的「國人活動量盛行率調查」資料顯示，幾乎完全不活動的民眾有四成，不愛運動的原因有百百種，最常見的原因是「沒錢、沒時間、沒興緻」。

　　每週運動150分鐘的人可以多活2年，哈佛大學作了一個追蹤30年哈佛校友的研究顯示，運動可以降低心血管疾病死亡的風險，畢業後有持續運動，比起只在學校運動畢業後不再運動的人健康。

　　假設30年來持續運動，算起來30年內運動，的總時間是162.5天，可以多活730天，可見運動1分鐘增加健康壽命4.5分鐘，何樂而不為呢？

# 7 五角星減重法

別人教你花錢減肥，我們教你減肥省錢。

減輕體重的時期所過的日子，一定與你平常的生活不一樣，而且是大不相同，五角星減重法，可以協助你每天注意自己吃東西、運動，是否符合減重非常時期的要求。

## 女性五角星減重法

飯麵：一格等於半碗飯麵或是一片厚片吐司。

肉類：一份雞肉、一份魚肉、一份豬肉，每一份約三隻指頭大小。

蔬菜：一格等於半碗熟蔬菜量。

水果：一格等於一個拳頭大。

喝水：一格等於600cc開水或是茶。

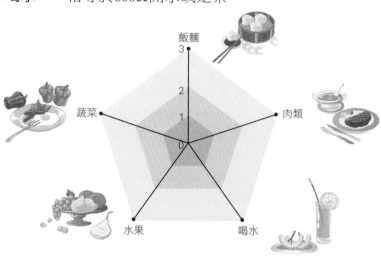

## 男性五角顆星減重法

**飯麵**：一格等於一碗飯麵或是兩片厚片吐司。

**肉類**：一份雞肉、一份魚肉、一份豬肉，每一份約兩隻半的指頭大小。

**蔬菜**：一格等於一碗熟蔬菜量。

**水果**：一格等於一個拳頭大。

**喝水**：一格等於600cc或是茶。

## 身體活動的五角星

　　身體四肢的休息與活動影響新陳代謝，如果將一個人的作息分類，有睡眠時間、有靜態坐著的時間、有走路走動的時間、有勞事工作的時間，還有運動的時間。以一個平常工作的上班族而言，仍然以靜態坐著的時間為多，反而是有勞力的工作與運動的時間很少，以下就提供上班族的身體活動狀態為主的五角星減重法，供你參考。

**睡眠**：每一格等於2小時，能維持7～8小時優良品質的睡眠，較能控制體重。

**靜態**：每一格等於2小時，包含工作與休閒的時候採取坐姿的例如：開車、上課上班、看電視上網等，現代人生活大多超過8小時。

**走動**：每一格等於20分鐘包含一般走路、辦事、出訪送文件、上下班走路等。

**勞動**：每一格等於10分鐘，包含打掃、搬運出力、端

抬物件、園藝、農事等。

**運動**：每一格等於10分鐘，各項運動，通常會出汗。

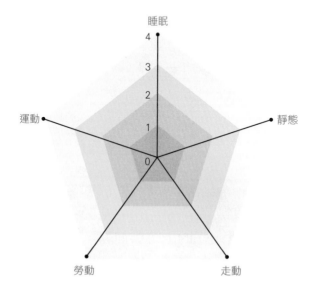

# 8 好心情能保護心臟

情緒與代謝症候群有高度相關,想要有一顆好心臟,
絕對不可以在吃一大堆所謂的健康食品後,
又過著一蹋糊塗的生活。

如果你總是覺得工作壓力很大,焦慮不已,或是因為生活沉悶無望而憂鬱到不行,可是又還沒到得看精神科醫師的地步,那麼請你小心聆聽「你的心臟微弱的呼救聲」。你的心情確實與代謝症候群有關。

## 腎上腺素使心跳加快、血壓上升

快樂、寧靜與愉悅的心,可以保護心臟,也就是「以腦護心」。

腦部有兩個讓人快樂的中樞,一個是感官刺激性的快樂,以多巴胺與腎上腺素傳遞的高興,這種高興由腦部擴展至心臟血管與腎上腺,激動促進血壓上升心跳加快,這種快樂短暫刺激強烈,要是心臟不強的人,甚至引起心律不整、惡性高血壓與心肌缺氧。

另一個是以血清素傳遞至主神經系統,這種高興由腦部內擴展到大腦皮質,讓人感到寧靜與愉悅的快樂,比較屬於自我實現、高層次的滿足幸福感,有助我們緩和自律神經,降低血壓與減少腎上腺的刺激,「以腦護心」就屬於這種。

遠古時代的人類，遇到野獸時，身體交感神經啟動腎上腺素，此時注意力集中、血壓血糖上升、心跳加速處於備戰狀態。然而，這些保命機轉，遇上現代社會生活，卻是時時刻刻備戰，這就是壓力，啟動壓力的原因就在我們的生活之中，難怪高血壓、糖尿病、心血管疾病與現代人如影隨行。

## 長期焦慮、憤怒容易肥胖

　　有句話說：「心寬體胖，」好像肥胖的人，比較不拘小節，凡事看得開，但是研究結果卻是相反的，肥胖的人比較容易有情緒問題，焦慮現象增加25％，根據9,125位美國成人資料分析，結果顯示情緒不佳的人之中，有20％是因為肥胖，而25％ 肥胖的人其肥胖原因，是因為情緒障礙，與不肥胖的人比較來說，肥胖者有較高比例得到憂鬱症、躁鬱症、恐慌症。

　　青少年的研究也有相似的情形，美國德州大學針對160位14～16歲青少年，做深入的精神分析，如果經常保持心情愉快，體重也保持適中；如果是屬於不能適當控制憤怒情緒的青少年，有較高比例的人，出現體重超重與肥胖，體重超重越多的孩子，常無法將憤怒情緒，循正常管道表達。

　　原因所在是青少年不懂得如何表達，常常處在憤怒、壓抑與情緒失控情境，會使腎上腺素分泌量快速上升，刺激心跳、血壓與自律神經，引發食慾，使得

飲食失調，代謝失調漸漸變胖，未來可能成為心血管疾病的高危險群。

## 內分泌失調食慾大增

為何有人面對壓力會變瘦？有人會變胖？

壓力事件導致神經胜肽neuropeptide Y（NPY）的分泌，NPY會作用在腹部脂肪細胞，使脂肪細胞上的Y2接受體（NPY2R）增加，NPY2R刺激脂肪組織血管新生，巨噬細胞聚集，新的脂肪細胞分化增殖，一連串的反應導致肥胖與代謝症候群。

當然，未來這個新的肥胖機轉，可以運用來發明新的減肥藥，但目前還沒有可以阻斷的方法，只好由源頭減少壓力或是處理壓力。

另一個機轉是來自傳統的觀念，壓力引發下視丘—腦下垂體—腎上腺（HPA軸）反應增強，神經內分泌系統失調而食慾大增，脂肪細胞囤積。

在動物實驗中，也可以顯示壓力事件影響深遠，短尾猴媽媽在養育小短尾猴的時候，受到環境的邊變，雖然食物不至於短缺，小短尾猴成長的體重正常，但是小短尾猴的神經內分泌系統，已經出現失調，等到長大的時候，常常變成肥胖與胰島素阻抗，演變為代謝症候群，顯示早年的事件可以引發未來慢性病，例如糖尿病、肥胖與代謝症候群等等。

## ●短期食慾控制機轉

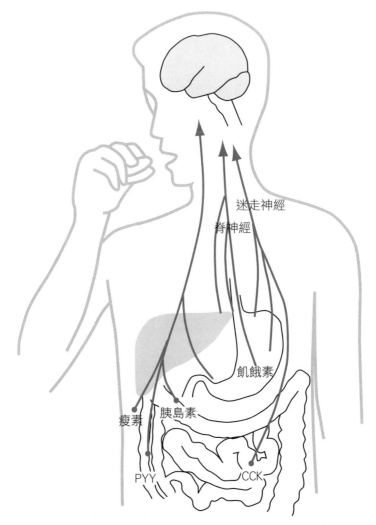

迷走神經

脊神經

飢餓素

瘦素　胰島素

PYY　CCK

太多壓力會刺激腎上腺素（壓力賀爾蒙），導致分泌過多NPY，類固醇和胰島素分泌增多讓你狂吃高熱量甜食，累積更多脂肪，促使發炎化，產生胰島素抗阻陷入飢餓、脂肪累積的惡性循環。

## 慢性壓力造成高血壓

所謂的「壓力（stress）」，可以來自新陳代謝能量氧化還原的反應式中的氧化壓力，也可以是精神層面的壓力事件或情緒，而且兩者息息相關。

肥胖者發生代謝症候群與高血壓原因，可以來自新陳代的過氧化壓力與慢性精神壓力，例如正常人在急性壓力來的時候會心跳加速、血糖增加、心臟輸出量增加、血管會放鬆，以應變突來的事件。

但是肥胖者對壓力的反應，在血管阻力上反而增加，尤其在肌肉組織與皮膚，引起血管收縮、血壓上升，如果壓力是長期存在，慢性的壓力就會演變成高血壓。

自律神經失調

↓

血管阻力增加

↓

心臟病

↓

影響胰島素與一氧化氮，
產生胰島素抗阻

↓

腎激素——血管張力激素
系統活躍，血壓上升

壓力對肥胖的人與體重適中的人都會刺激自律神經，增加血壓，但是體重適中的人也會產生血管放鬆的機轉，但是肥胖的人血管放鬆的機轉失調，導致血壓持續增加，在年輕的肥胖者或許可以因為血管彈性不錯，而得到調整，但是年齡增加之後，彈性減少，這些變化就無處可逃，必然反應在高血壓病症了。

　　自律神經系統失調帶來晚上睡眠效能減低，白天嗜睡與疲倦，這些也是與肥胖有關。

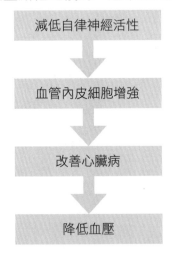

●體重減輕之後的一連串正向回饋

減低自律神經活性

血管內皮細胞增強

改善心臟病

降低血壓

## A型性格的人容易得心臟病

　　A型性格的人是老闆的好員工，事情不做好不下班，大小事鉅細靡遺、事事關心，這種人為了積極處理各種情境或事情，時時處於一種精神與體力預備的狀態，一般而言，注意力集中反應快，分析能力特佳做事效率高。但是一旦因為表現好升官快，工作項目與重要性如增加倍數，壓力便排山倒海跟著來。

　　A型性格的人常常感覺心神不寧、手足無措、頭痛頭暈、呼吸不到空氣，有時候又呼吸急促、喘不過氣，就連要入睡，明明躺在床上，但身體緊繃和腦袋轉個不停，懸在空中的焦慮侵蝕著睡眠。

## 你是A型性格的人嗎？

　　A型性格人的體內環境，常常處在交感神經高張狀態，日復一日，容易有高血壓、心肌缺氧與代謝症候群。雖然江山易改，本性難移，但是更認清自己、了解自己，時時提醒自己「要放下」，減少自律神經失調不平衡，要放下的有：

　　第一：肩膀放下。

　　第二：呼吸放下到腹式法。

　　第三：放下執著心念。

## ●A型性格的自我評估表

| | |
|---|---|
| ☐ | 個性急躁，匆忙 |
| ☐ | 吃飯和走路時都比別人快一拍 |
| ☐ | 別人如果是慢條斯理做事時會感到不耐煩 |
| ☐ | 經常等不到別人說完話，打斷別人的話 |
| ☐ | 生活中沒有快樂的元素 |
| ☐ | 喜歡談自己關心的事，好勝而喜歡爭辯 |
| ☐ | 求好心切 |
| ☐ | 常有與人或與時間競爭的想法與習慣動作 |
| ☐ | 休假時會覺得是在浪費時間 |

降低焦慮感，必學五招：

必學第一招：轉移注意力

必學第二招：深吸氣慢吐氣

必學第三招：閉視覺開嗅聽覺

必學第四招：聽音樂、出去走走、運動流汗

必學第五招：紀錄事件、分析認知

護心好心情，恆心與長期生活行為的改變，是改善代謝的良方，計畫每週改變一點點，期許自信健康的生活，點點滴滴努力，你將看見不可思議的改變。

# 9 35個小祕訣，減重大成功

好好利用一句話，感覺最貼切的一句話，照著做，
「做」是重點，不僅要「做」也需要「做下去」。

　　卡洛里的計算，覺得麻煩的人高達九成，有些人
即使學會了計算卡洛里，在減重的過程中，因為種種
無法抗拒的原因，成為「知行不合一」，一身功夫也
禁不起親朋好友關愛的催促「吃了再說」。再者，台
灣的食物內容比較複雜，不容易將卡洛里算清楚，誤
判食物熱量是減重失敗主要的因素之一，所以，有沒
有簡單好記的方法？

## 小訣竅，大成功

　　減重成功的個案，常常會回來告訴我：

　　「我就是聽了你的一句話──✕✕✕之後，照著
做，就減下來了。」

　　有這種事？我說了很多話，是哪一句話對他最重
要？為什麼這位先生記得這句話？為什麼那位小姐擷
取那句話？

　　應該是大多數人自己最了解自己，可能與減重者
對自己體重肥胖的原因心知肚明，好好利用一句話，
與自己最有相關的一句話，照著做，「做」是重點，
不僅要「做」也需要「做下去」。

1. 每一餐都少一口。

2. 要進到嘴巴之前，頓一下停5秒。

3. 吃到份量要放下，不是浪費食物，是尊敬食物，感謝食物給予熱量，在僅有的份量中慢慢吃。

4. 聚餐！多聚少餐，多聊天少進食。

5. 從現在起，吃東西一半原則，一半就好。

6. 不要將你的肚子當廚餘桶。

7. 真味只是淡，美食要吃原味，重調味害你味覺。

8. 三餐都吃，三餐都少，平均每一餐，減少大小餐，才能設定食慾中樞。

9. 只有三餐，中間沒有點心飲料或是宵夜。

10. 什麼毒最毒？就是血中過高的葡萄糖和游離脂肪酸。

11. 運動會讓人快樂，減肥要減得很快樂，不快樂不如不減。

12. 你已經吃很少了，不要花腦筋在食物上，現在想想如何讓身體動起來。

13. 人是動物，有動有活力。

14. 水可以運轉身體新陳代謝，一天喝水要2000cc以上。

15. 你的身體需要陽光、空氣、水三大元素，

還有營養素，不是垃圾食品。

16. 奶茶、奶精算是油不算是奶。

17. 每天30個仰臥起坐，一年想想看，有
10000個，一年後的你絕對不同。

18. 看電視就是你的運動時間，別坐沙發。

19. 客廳鋪上軟墊，就是你的運動場。

20. 走路挺背縮小腹，保持腹肌張力，等同隨
時訓練腹肌。

21. 點湯麵時，吃麵與料理，不要喝湯。

22. 吃肉要吃肉的蛋白質部分，酥皮肥油一定
要剝去。

23. 人有情感，食物給我們不只是美味，也與
快樂回憶連結，要細細品嘗美味的快樂，
慢慢吃。

24. 好心情不止來自吃東西，想想生活上有什
麼部分也可以帶來快樂。

25. 培養一個興趣，除了工作、吃東西之外的
興趣。

26. 可不可以三天不看電視，試試看，空下時
間找回自己。

27. 不要比誰減的快，要比較誰能堅持6個月。

28. 只設計自己做得到的計畫，什麼都要，什
麼也做不來，什麼也做不到。

PART III

29. 在減重過程中，激發自己創造新方法，這是自己值得珍惜的成就。

30. 善用飲食記錄，能寫下來你吃進去的，表示食物的觀念在腦內繞了一圈，用手寫下來，對食物更有感覺，才知道一天累積的分量。

31. 如果減重對你很重要，你的努力就能領你走向吃得健康、動得快樂。

32. 聚餐在所難免，為了一頓美食，前一餐後兩餐要清淡輕食。

33. 女生，半碗飯半碗菜、一份肉，一份拳頭大的水果就是一餐。

34. 男生，一碗飯一碗菜、一份肉，一份拳頭大的水果就是一餐。

35. 減肥藥是配角不是主角，主角還是少吃多運動。

# 10 以好姿勢生活

以「好姿勢生活」，
就像隨時隨地在運動你的肌肉一樣。

　　人的身體無論是動是靜，肌肉骨骼精密的安排，都會讓人有一種姿勢，有一組的肌肉收縮就有另一組拮抗肌肉放鬆，骨骼關節讓人支撐身體重力，我們隨意的一個姿勢，肌肉收縮與放鬆相對的進行，如果保持某個姿勢過久不改變，常常帶來肌肉骨關節的嚴重壓力而不自知。

## 30歲年齡，50歲的筋骨

　　現代人多屬於靜態工作，坐姿為多，而且常常保持固定重複的小動作，例如：坐著打電腦鍵盤、接聽電話等文書工作；煮麵的廚師右手重複上下動作；產品輸送帶前的工作也是左右重複。回到家往沙發椅上一躺，沒想到對腰部是重複性的傷害，難怪30歲年齡就有50歲的筋骨，40歲就有退化性脊椎與膝關節。

　　沒保養、沒運動等同在虐待你年輕的身體，催老你的筋骨。**體重的四成是肌肉重，約有70％的肌肉在下半身，想想看，你用到下半身的時間有多少？**少之又少的人，可要起身多動動腳了。

## 隨時運動你的肌肉

「我沒時間。」

「我好累。」

「我不喜歡流汗。」

「我運動全身就痛。」

這些人把運動看成「奧運比賽」，以為運動一定很累、一定流汗、一定會曬黑，而且回家等著全身痠痛，把運動當成痛苦經驗的人，很難提起他持續運動的興趣，就像喜歡運動的人很難要他停止運動一樣。此時，少運動的人一定至少要以「好姿勢生活」，不要坐沒坐相，站沒站相。

以「好姿勢生活」，就像隨時隨地在運動你的肌肉一樣。

### 1.坐姿：

坐姿時，坐椅面的三分之二，略微前傾的腰部脊椎挺住姿勢，小腹有點收縮力，但是肩部是放鬆的，兩手手前臂靠桌面支撐，頸部脊椎小角度向前伏，下巴位置高度約為手肘至拳頭，每1分鐘要腰部略微左右前後晃動1～2次，每一小時要起身走走5～10分鐘。

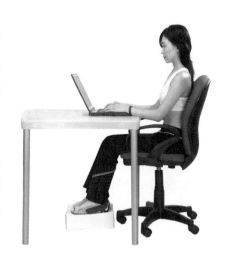

## 2. 站姿：

　　站姿時，如果站姿時間不超過10分鐘，例如等電梯或等人時，可以兩腳直站，縮頸挺背，兩眼自然直視，頭不仰不伏，縮小腹，放鬆肩部，2～3分鐘一次略微左右晃動重心。如果站姿時間超過半小時，例如以站姿工作者，應單腳直站，縮頸挺背，縮小腹，肩膀放鬆，5分鐘一次移動重心換腳站。

## 3走路：

　　走姿時，鞋子的選擇很重要，選對鞋子，穿起來感覺是鞋子合你的腳，輕鬆合腳，而不是腳去合鞋子，輕快走路氣在丹田，一秒走兩步，腳輕就像可以跳飛起來一樣，如果外勤工作長時間走路，盡可能穿有氣墊的鞋子，減少腳跟的壓力。走路時，第一點觸地是後腳跟，再來是外側腳肉與前指關節，再來是腳指，開步走感覺有精神，縮下巴、挺背脊，兩眼自然前視，縮小腹，肩不用力，兩手自然前後擺動。手拿提包時每10分鐘換手一次。

## NOTE 「坐姿」不良影響代謝

　　事實上：辦公室座位與桌椅高度的重要性，無庸置疑，事實證明，一名上班族，在整個上班生涯，將要坐在一把辦公室椅子內度過80,000個小時。而除了上班族外，學生、家庭主婦、老人、小孩等，也需要在姿勢教育上，獲得良好的啟發與學習，得到正確姿勢調整，才能有效預防與治療其引發的各項毛病。

　　「坐姿」需要「肌肉系統」以及「骨骼系統」兩者共同工作，才能維持並固定在某個姿勢很久，所以，綜看之下比起「站姿」腰椎所承受地壓力，「坐姿」確實比大。因為脊椎的結構，外形類似「S」，而過度舒服、慵懶、放鬆「穌腰」的姿勢，已經將脊椎自然且壓力最小的「S」形，改成「C」形。

　　我們的脊椎結構，有肌肉、韌帶、肌腱、血管、椎間盤軟骨、關節、骨頭等組織，長期不當地壓力的「C」形，會影響脊椎的血液循環，營養的供應與代謝廢物的運送，機械的壓力造成椎間軟骨受到擠壓後，產生變形、移位、突出，甚至破裂，而長久維持某一姿勢，也可能造成軟骨變性，提早退化性變化。

PART

# IV

# 好食物讓你瘦
# ——瘦腰食譜

專家會告訴你：
「成功的減肥關鍵，在於控制食物的熱量攝取。」
這話非常有道理，
我們並不希望你委屈自己的食慾，瘦成紙片人，
而是教你如何吃得正確，讓好食物助你瘦身成功。

除此之外，我們還要提供一份為期7天的瘦腰食譜，
這項膳食計畫，將會重新啟動你的身體代謝，
有助於體內化學物質和賀爾蒙分泌正常，
讓你身上的脂肪燃燒掉，而非儲存在內臟、腹部，
吃的輕鬆自在，一點也沒有節食的痛苦，
不致讓你飢餓，也就不會亂吃垃圾食物，
2星期減下兩吋腰圍，漸漸回復正常體態。

# 1 吃得健康

美國疾病管制局報告預測，公元2000年之後出生的小孩，
未來一生之中，每3名就有1名會成為糖尿病的病人，
並指出是現代生活形態出了問題，
但是民眾仍然不自知，除非將現代飲食習慣來個大調整，
不然這樣的趨勢，不止美國，
亞洲、台灣等國家無一能倖免。

　　高油脂、高醣類的飲食習慣，大大危害現代人的
健康，已經到了非改不可的地步，尤其是精緻糖類、
反式脂肪酸必須減少攝取，否則糖尿病與心血管疾病
增加的趨勢，不易被扭轉改變。

## 尋找適合自己的飲食法

　　有兩種適合代謝症候群的飲食，一種是「低卡洛
里少分量」飲食法，另一種是「低卡洛里高蛋白」飲
食法，這兩種飲食都可以改善代謝症候群的代謝不良
因子，達到腰圍減小，血壓、血脂肪與血糖改善，於
科學研究資料顯示，這兩種飲食法在研究期間12個月
內，所減少的體重相似，但是高蛋白飲食減重法，在
初期減輕體重的效果較明顯。

　　一般來說，飲食量原本就不多的人，比較合適低
卡飲食，而對於食量原本較大的人，可以嘗試高蛋白

飲食法，這樣才不會覺得天壤之別、一下子飲食改變過大，無法適應而萌生放棄。

## 低卡洛里、少分量減重

### 目標

每天減少500～700大卡，每週可減輕0.5～1.0公斤體重。

低卡洛里少分量飲食，提供均衡營養，但是低於每日所需熱量，造成能量負平衡，男性每日總熱量約1500大卡，女性每日總熱量約1200大卡，即使想再吃少一點，總熱量也不宜低於1000大卡。

提供能量分配是：

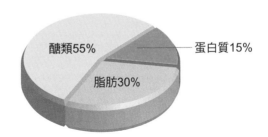

醣類55%　　蛋白質15%　　脂肪30%

### 飲食原則

低卡洛里少分量飲食原則：

1. 三餐都吃，三餐都少。
2. 每餐定時定量，不要大小餐不定。
3. 分量減少、少油炸、少甜食，小盤小碗小分量裝，細嚼慢嚥。

## 優點

如果維持低卡均衡的飲食，預計每天減少500～700大卡，每週可減輕0.5～1.0公斤體重，減重不會太快速，但是這種低卡飲食，不偏離日常生活飲食狀態與內容，單就食物分量減少，可以持之以恆，減得慢、減得久，到最後減得成功的人，大多是使用這種方式。

## 缺點

如果無法忍受食物分量減少，所導致的饑餓感，可以增加蔬菜水果的分量。另外有代餐包型的極低熱量代餐，由於每日熱量低於800大卡，食物非常少熱量非常低，減重立竿見影，但是容易會覺得肚子很餓，容易忍不住偷吃其他食物，忍耐一週之後，常常宣告放棄，除非減重動機非常強烈、忍耐力毅力非凡，否則然能持續到12週的人不到一成。

## 熱量估計

採用低卡飲食的人，必須有認知，漸漸要學習認識食物卡洛里，看到吃的東西知道大約多少卡，並且計畫這一餐要吃的總卡洛里數，吃到分量就必須放下餐具。遇到有喜歡吃的美食是可以吃的，只要挪一下其他的分量來吃好料理，不過，總體的卡洛里數仍要限制在計畫之中。

## ●熱量換算表：

| 食物 | 熱量 |
| --- | --- |
| 半碗燙青菜 | 30大卡 |
| 一個拳頭大的水果 | 60大卡 |
| 一杯低脂牛奶 | 100大卡 |
| 一份自助餐配菜 | 120大卡 |
| 一份自助餐主菜 | 200大卡 |
| 一碗飯 | 280大卡 |
| 一個粽子 | 400大卡 |
| 一杯珍珠奶茶 | 500大卡 |
| 一盤炒飯 | 800大卡 |
| 一個排骨便當 | 800大卡 |
| 一碗牛肉麵 | 800大卡 |
| 一次喜宴 | 1000大卡 |
| 一次吃到飽 | 1300大卡 |

　　有一些趕時髦的快速減重法，只吃蘋果，或是只吃鮪魚罐頭、或是減重湯等等，會讓人短期內減重，但是無法長期維持，常常讓自己處在減重—增重—減重的循環，不僅帶來沮喪情緒，也增加身體心血管的危險性。

　　想想看，每次我們減輕體重10公斤，其中有7公斤是油脂就要偷笑了，可是每次增加10公斤體重，其中將近95％以上是油脂，如此，一再減重增重的循環，體脂肪的百分比必定持續上升，造成新陳代謝越來越慢，也增加下一次減重成效的困難度。

## NOTE 低卡洛里、少分量外食法

　　輕食主義是一種飲食的觀念，我們減少食物分量，是來自內心尊重食物、不浪費食物的觀念，內心歡喜的看待食物感恩食物，身體與環境和平相處，這樣的飲食在簡易之中看到優雅，輕食就是舒食，讓身心舒暢，代謝變好。

### 方法一：每日1200大卡，每餐400大卡

| | |
|---|---|
| 早餐 | 低脂牛奶或優酪乳240cc ＋ 全麥厚土司一片 ＋ 茶葉蛋（水煮蛋）一個 |
| 中餐 | 便當一半量（肉類去皮、飯不加菜汁）＋ 水果一份(如拳頭大小) |
| 晚餐 | 三分之二碗麵量，湯不喝 ＋ 水果一份 |
| 水分 | 2000cc 白開水或是茶葉茶 |
| 點心 | 水果一份或不限量蔬菜棒（紅蘿蔔、芹菜或黃瓜切條浸冰水） |

註：千萬小心減重殺手：飲料、速食、吃到飽餐、勾芡濃湯、糕餅麵包類。若需要更多種組合選擇，應諮詢營養師。

### 方法二：每日1600大卡，每餐530大卡

| | |
|---|---|
| 早餐 | 低脂牛奶或優酪乳240cc ＋ 全麥厚土司兩片 ＋ 茶葉蛋（水煮蛋）一個 |
| 中餐 | 便當2/3量（肉類去皮、飯不加菜汁）＋ 水果一份（如拳頭大小） |
| 晚餐 | 一碗麵量，湯不喝 ＋水果一份 |
| 水分 | 3000cc 白開水或是茶葉茶 |
| 點心 | 水果一份或不限量蔬菜棒（紅蘿蔔、芹菜或黃瓜切條浸冰水） |

# 高蛋白飲食減重

## 目標

每日總熱量約1600大卡。

原本高蛋白飲食是設計給：營養不良、重大外科手術前後、重大外傷與灼傷病人的，此時的營養設計是高蛋白而且高熱量，讓病人恢復體力，加速傷口復原能力。

但若為代謝症候群病人減重，高蛋白飲食必須配合熱量限制，讓減重者有飽足感，減少刺激胰島素反應，不僅讓體重降低，也可以控制血糖與血脂，對代謝症候群有好的影響。

提供能量分配是：

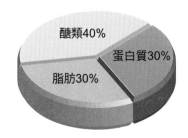

每日總熱量約1600大卡，飽足感較佳。

## 飲食原則

高蛋白飲食原則：

1. 多吃水煮肉類。

2. 吃肉要吃瘦肉。

3. 米飯麵食分量減少，水果減少並禁吃甜食。

4. 禁止精緻醣類，應使用五穀雜糧多纖維。

**優點**

比較有飽足感，短期內減重速度快，成果顯著易見，減重者較有成就感。

**缺點**

大量提供動物性蛋白質，如蛋、奶製品、肉類、家禽類等，以及植物性蛋白質，如黃豆及豆製品，但需少吃含有醣類的食物，有些營養學家或是醫師對高蛋白飲食有所顧慮，原因在於高蛋白攝取，可能對腎功能、骨質密度和膽固醇有不利的影響。

2002年澳洲健康科學工業研究院（Commonwealth scientific and industrial research organization, CSIRO）進行了糖尿病病人的研究，同樣限制每日1600大卡的限熱量飲食，分兩組：

1. 高蛋白飲食組

2. 低蛋白飲食組

進行12週的飲食治療，結果顯示兩組都可以減輕體重，而且總體減少的體重在兩組之間沒有差異，分別男女性別仔細分析，發現女性高蛋白飲食組，比低蛋白飲食組減重較多，減去較多體脂肪，在男性就沒有這樣現象。

原先以為可能發生的腎功能、骨質密度和膽固醇有不利的影響，實際研究後並未發現對上述功能有任何不利的影響。但是原先即有嚴重肝腎功能不佳或是

心絞痛的病人，不應自行嘗試。

**熱量估計**

依據衛生署建議普通飲食，每天攝取60～70公克蛋白質就足夠了。

一般成人飲食，也就是不用減重的人，一天總和喝一杯牛奶，吃一個蛋與3～4兩的肉類或豆製品，四碗飯與蔬菜水果，即可達到一般成人蛋白質與熱量需要量。

但使用高蛋白飲食減重的人，高蛋白攝取，每天可以在100～150公克，但是必須小心，以免為了吃多一點蛋白質，連帶著吃入太多熱量。

一日蛋白質攝取建議：

1. 2杯脫脂牛奶。
2. 1個蛋。
3. 8兩的肉類
4. 豆製品2份。
5. 一碗飯與5份蔬菜、一份水果，

即可達到高蛋白質、低熱量需求。

## 我的高蛋白飲食法為何失敗？

高蛋白飲食減重法的觀念，是增加蛋白質的攝取量，也被稱做「吃肉減重法」，其實大家在吃肉的時候，沒有想過，肉包含蛋白質與脂肪，一般處理的肉片為了可口美味，使得吃肉時大部分的熱量都是來自

油脂。

　　如果我們將豬排外面裹上麵包粉，在油炸時，會大幅上升吸油量，裹麵包粉之後所炸的豬排，比沒有裹粉炸的豬排所含油量增加4倍。所以高蛋白飲食減重必須去皮去油炸，才是真正高蛋白飲食，千萬不要吃肉減重法，變成吃「油」減重法，而怨嘆無效。

● **富含蛋白質食物**

| 食物類別 | 含蛋白質量 | 食物種類及分量 |
|---|---|---|
| 乳製品 | 8公克 | 低脂鮮奶1杯，低脂奶粉3湯匙，高蛋白奶粉（含蛋白質量看標示），低脂乳酪1又3/4片 |
| 蛋類 | 7公克 | 雞蛋、鴨蛋1個 |
| 肉類 | 7公克 | 豬肉、牛肉、羊肉、雞肉、鴨肉1兩，滷牛腱4片，棒雞腿去皮2/3隻 |
| 海產類 | 7公克 | 各種魚類、海產類1兩，8隻劍蝦，6隻草蝦仁， |
| 豆類 | 7公克 | 黃豆(熟)半杯，花生1兩；傳統豆腐(薄)一塊（三方格），傳統豆腐(厚)一塊(兩方格)，嫩豆腐1/2盒，五香豆干4/5片 |
| 其他 | | 綠藻、酵母粉 |

　　健康有益的醣類來自蔬菜、水果以及穀類，這些不是加工、沒有添加，以自然型態成為食物的最好，如果是白米、白麵粉精緻的食物，常常經過簡易的消化成為葡萄糖，吸收極快，刺激胰島素分泌也高，過多時就會轉成脂肪儲存，代謝症候群就不遠了。

**NOTE** 什麼是艾特金斯飲食法？

艾特金斯飲食法（Atkins diet），是一種高蛋白、超低碳水化合物飲食法，每日飲食熱量的分配，來自醣類的比例必須低於25%，而且大量攝取蛋白質和脂肪。

另外有一份來自美國史丹福預防醫學中心的報告，也發現低碳水化合物、高蛋白質的艾特金斯飲食法，短期減少體重較快，但是體重減少隨時間加長變慢，最後與其他減重飲食速度相當。也就是說減得快、減得早，但是最後所減下的體重差不多；而且這種減重法，要小心肝腎的負擔。

## 2 健康心臟飲食五招

護心健康食，餐盤的一半是葉菜類，四分之一是豆類，四分之一是魚肉，減少白米飯的澱粉質，使用高纖的全穀類當飯吃。

如果計算熱量的相關文章，讓你頭昏腦脹，不要懷疑，你是正常的！

### 九成人不想計算食物熱量

一般狀況有九成的人不想算熱量，也不想動腦筋數算自己吃的東西有幾份的主食，幾份的蛋白質，不過至少以下五個招數，你一定要注意，尤其是有心血管疾病的人，運用這五個小撇步，保護你的心臟，尤其是代謝症候群的人。

例如陳先生腰圍92公分，也知道自己血壓有130/85mmHg，三酸甘油酯有160mg/dL，陳先生現在有代謝症候群，未來罹患糖尿病、心臟病或是腦中風的風險增加，如果能養成健康的生活習慣，代謝症候群是可以完全回轉的。

### 護心健康食

護心健康食，餐盤的一半是葉菜類，四分之一是豆類，四分之一是魚肉，減少白米飯的澱粉質，使用

高纖的全穀類當飯吃。

**第一招**：高纖米飯，吃很多蔬菜、豆類、燕麥，水果
與全穀類，多吃纖維質。

**第二招**：多吃魚、少吃肉。

**第三招**：減少動物性油脂與膽固醇，注意避免含反式
脂肪的食品（氫化植物油、酥油製品）。

**第四招**：少喝含糖飲料與少吃糕餅甜點。

**第五招**：多喝水、喝茶。

## 早晨喝一杯300cc白開水

　　水可以運轉身體的新陳代謝，減少饑餓感，增加
胃結腸反射動作，促進排便，增加排尿量，避免泌尿
道感染與尿路結石，多喝水的人比較不會胖，比較不
會感冒，也可減少電腦族的肩頸酸痛。

　　喝水有訣竅，早晨一杯300cc開水，全天都舒暢，
多喝水在白天，晚上7～8點以後少喝水，因為抗利尿
激素晚上分泌多，每天喝水2000cc常保健康。

# 3 吃錯油脂，問題多

吃對油脂在治療代謝症候群，
與預防心臟病特別重要，
我們吃的食物，無論是屬於植物性或是動物性，
都含有油脂。

　　在台灣，三大營養素的攝取建議以醣類占58～68
％，脂肪占20～30％，蛋白質占10～14％，但是實際
調查的資料，台灣人平均攝取醣類50％，脂肪34％，
蛋白質16％。

## 表面看不出來的高油脂

　　我們吃太多動物性油脂、含油脂的甜點類、維生
素E和鈣的平均攝取量低於建議量，鈉攝取量仍然偏
高，相當於9.4公克的鹽，膳食纖維質的攝取量低於建
議量，女性鐵質的平均攝取量低於建議量。目前我們
不僅吃太多動物性油脂，也吃錯油脂了。

　　如果你常常為著廚房牆面，與抽油煙機油漬問題
傷腦筋；洗碗盤的時候，盤子上面積著白白的一層油
脂，那就表示你家裡吃太油了。

　　如果外食的時候，常常點的菜是油煎炸類食物，
喜歡炒飯麵或是燴飯麵類，甜食點心、糕餅、奶油焗
烤，也表示你吃太油了。

我們以為看不到油就沒吃油脂類，其實食物中隱藏著高油脂，而表面看不出來的才可怕，吃了高油脂而不自知，例如：肉類加工食品，像香腸、熱狗、魚餃、蝦餃、蛋餃，或是酥脆甜食點心類，越酥越脆的含油脂的量愈高，沙拉醬、沙茶醬、花生醬、芝麻醬、勾芡、濃湯與肉燥等食物油脂量高。

## 反式脂肪問題多

我們不僅吃太多油，還吃錯油，動物性油脂仍然是稀鬆平常成為油脂類主要來源，速食店使用牛油反覆油炸食物，在麵店使用豬油拌乾麵。在心臟病盛行率高的地區，民眾知道動物性油脂對心臟不好，飽和脂肪酸導致血管阻塞。

然而在減少攝取動物性油脂的同時，有一種製油的氫化技術，讓液態的植物油成為固態，並可以耐高溫，也可以增添食物酥脆的口感，以為不是動物性油脂，可以安心的吃，科學家在近年來才發現這種油，會產生反式脂肪酸，反式脂肪酸攻擊冠狀動脈血管更厲害，使動脈血管發炎硬化的程度更嚴重。

在週遭食物之中，充斥著反式脂肪酸的油，也就是氫化油，包含人造奶油、酥烤油、氫化棕櫚油，做出來的食品例如：炸雞、油酥餅、甜甜圈、餅乾、糕餅麵包以及洋芋片等等。

PART VI

## 芥花籽油、橄欖油是較好的選擇

　　基本上，有害脂肪在室溫下會呈現固態，比如豬油、奶油、乳瑪琳。有益脂肪在室溫下呈液態，在低溫下會凝固如橄欖油，有益脂肪可以促進好的膽固醇含量升高，清除壞膽固醇，

　　選好油、煮好油、吃好油，也只能在有煮飯的家庭，外食就少能有所選擇了。可以吃的好油，像芥花籽油、橄欖油與苦茶油所含的飽和脂肪酸較低，單元不飽和脂肪酸含量較高，有助矯正代謝症候群各個不良因子。

　　另外需額外補充的好油包括：無污染未精製的Omega 3油，例如深海魚類油脂鯡魚、鯖魚、鮭魚、鮪魚。Omega 3脂肪酸，目前已被證實，可以改善動脈和大腦機能。

# 4 外食怎麼吃得健康？

我租房子在外，得外食，也常常需要聚餐，
我也知道外食大多是高油脂、高熱量、高鹽分食物，
沒辦法之下該怎麼吃？

因為工作的關係，我們避免不了外食與應酬，但為了身體健康，又想要吃得低油、低鹽、低糖該怎麼辦？以下我們整理出外食的用餐原則與方法，並分門別類加以解說，銘記在心，對外食族來說，是很好的用餐法寶喔！

## 麵食怎麼吃？

**原則一：少吃乾麵炒麵。**

**原則二：點湯麵少喝湯。**

千萬要記得：

1. 蒟蒻可當麵。
2. 吃麵青菜要多放。
3. 拉麵、牛肉麵吃麵吃料，少喝湯，減少油脂與食鹽。
4. 泡麵的油包與調味包只放一半。
5. 減少吃羹麵、焗烤麵、煎餃。

## 素食怎麼吃？

原則一：健康素是新鮮蔬果與豆類。

原則二：全穀類代替白米飯。

千萬要記得：

1. 醃製食物要減少。
2. 新鮮豆製品是優質蛋白質來源。
3. 植物油的卡洛里等同動物性油脂。
4. 炒菜不可以油亮亮的。
5. 再製品增加防腐劑與漂白劑危機。
6. 飯後少吃甜點零食。

## 外食便當怎麼吃？

原則一：吃一半，飯一半、菜一半、肉一半。

原則二：一天不要超過一餐便當。

千萬要記得：

1. 吃魚排或是魯雞腿便當，記得去皮。
2. 吃飯不要淋菜汁與魯汁。
3. 炸雞排或是炸排骨油脂成分高。
4. 嚴格一點的，用熱水去油之後再吃配菜。

## 飲料怎麼喝？

原則一：不喝飲料。

原則二：泡茶好處多。

千萬要記得：

1. 最好的飲料是白開水。
2. 最幸福的飲料是咖啡，一天1～2杯以內，下午3點以前喝完。
3. 最佳防癌的飲料是綠茶，不加糖不怕睡不著，多喝有益。
4. 最歡樂的飲料是可樂，選擇低卡或是無熱量的可樂。
5. 最受學子愛戴的飲料是珍珠奶茶，每半年可以喝一杯吧！

## 吃到飽的自助餐怎麼吃？

**原則一：少去為妙。**

**原則二：先吃生菜一大盤，不加沙拉醬。**

千萬要記得：

1. 多選生魚片。
2. 多選擇清蒸海鮮類。
3. 少拿焗烤類或是油炸食物。
4. 選擇清湯類勾去浮油，少用濃湯。
5. 飲料選擇清茶最好。
6. 飯後甜點一項就好。
7. 知道自己會多吃這一餐，在前一餐與後兩餐，清粥小菜就好。

## 喜宴要怎麼吃？

**原則一：只吃奇數道菜。**

**原則二：每道菜吃一半。**

千萬要記得：

1. 喝茶不喝果汁。
2. 多聚少餐，多聊天，少入口。
3. 前一餐後兩餐減量輕食。
4. 控制飲酒量，兩杯啤酒或是一杯紅酒。
5. 剩下的可以打包回家當下一餐。
5. 勾芡濃湯，吃料少喝湯。
6. 瓜子、花生、腰果與核桃，儘量少吃

## 西餐怎麼吃？

**原則一：單點比套餐分量少。**

**原則二：選擇魚或蝦熱量較低。**

千萬要記得：

1. 麵包上不要再塗奶油。
2. 儘量少點焗烤或有乳酪的主菜。
3. 選擇清湯類，少點濃湯。
4. 生菜不加沙拉醬。
5. 飯後甜點不要吃鮮奶油，吃一半，飲料不要加奶精。

## 火鍋怎麼吃？

原則一：清湯湯底。

原則二：青菜、菇類為主食，選擇一種肉5片以內。

千萬要記得：

1. 先使用蔬菜煮湯。

2. 蔬菜一定要比肉類還多。

3. 火鍋料理選擇魚肉、雞肉或是新鮮海產類。

4. 若是選擇豬、牛或是羊肉，僅選一種，一餐不超過5片。

5. 少喝湯或喝湯時，應該把油撈掉再喝。

6. 多喝無糖泡茶，不要喝可樂果汁飲料。

7. 餃類、丸類的加工火鍋料，隱藏性油脂高，能少則少。

8. 少使用沙茶醬當沾料。

# 七天減重食譜

## 星期一（低熱量1200大卡食譜）

### 早餐

1. 稀飯　　　　　　1.25碗
2. 水豆腐　　　　　0.5塊
3. 荷包蛋
   　沙拉油　　　　1茶匙
4. 醬油　　　　　　1茶匙

小叮嚀：
1. 食物重量部分標示生重。
2. 沒註明分量的食物可隨意食用。
3. 烹調上應特別注意油量勿過量。

### 午餐

1. 細粉湯　　　　　60公克
   百頁豆腐　　　　10公克
   空心油豆腐　　　20公克
   絞肉　　　　　　40公克
   蔥花
   小白菜
   沙拉油　　　　　1茶匙
2. 涼拌海帶絲
   海帶絲
   蔥、薑、蒜
   紅辣椒
3. 蓮霧　　　　　　2個

### 點心（可以隨意使用者）

1. 健怡可口可樂、健怡
   雪碧
2. 仙草、愛玉、洋菜凍、
   檸檬汁、咖啡（代糖）

### 晚餐

1. 飯
2. 紅燒牛肉
   牛腱肉　　　　　40克
   蒟蒻
   番茄
   洋菇
3. 釀黃瓜
   大黃瓜
   絞肉　　　　　　40公克
   刈薯
4. 炒青菜
   杏油
   沙拉油
5. 西洋菜湯
6. 木瓜　　　　　　150公克

## 星期二（低熱量1200大卡食譜）

### 早餐

1. 三明治　　　　　2片
　　吐司　　　　　15公克
　　洋火腿
　　番茄
　　花瓜
2. 脫脂奶粉　　　　3湯匙

### 點心（可以隨意使用者）

1. 健怡可口可樂、健怡雪碧
2. 仙草、愛玉、洋菜凍、檸檬汁、咖啡（代糖）

### 午餐

1. 飯
2. 滷雞塊（帶骨）
3. 涼拌粉皮
　　粉皮　　　　　100公克
　　赤肉絲　　　　20公克
　　花瓜
　　去頭豆芽菜
　　香油　　　　　幾滴
4. 炒青菜
　　A仔菜
　　沙拉油　　　　1茶匙
5. 絲瓜湯
6. 香吉士　　　　　1個

### 晚餐

1. 三鮮河粉湯
　　河粉　　　　　125公克
　　海參　　　　　30公克
　　蝦仁　　　　　40公克
　　肉片　　　　　30公克
　　筍片
　　木耳
　　香油　　　　　幾滴
2. 涼拌西洋芹
　　西洋芹
　　芥茉醬
3. 西瓜（連皮重）　半斤

## 星期三（低熱量1200大卡食譜）

**早餐**

1. 麥片粥

| | |
|---|---|
| 麥片 | 30公克 |
| 脫脂奶粉 | 3湯匙 |
| 代糖 | |

2. 小餐包　　　　　　1個
3. 沙拉

| | |
|---|---|
| 生菜 | |
| 美乃滋 | 1湯匙 |

**午餐**

1. 餛飩麵

| | |
|---|---|
| 餛飩(小) | 4個 |
| 白麵干 | 50公克 |
| 小白菜 | |
| 沙拉油 | 1茶匙 |

2. 滷五香豆干　　　　4片
3. 水煮豆芽菜
4. 楊條　　　　　　　1個

**點心（可以隨意使用者）**

1. 健怡可口可樂、健怡雪碧
2. 仙草、愛玉、洋菜凍、檸檬汁、咖啡（代糖）

**晚餐**

1. 飯　　　　　　　　3/4碗
2. 烤秋刀魚　　　　100公克
3. 炒海芙蓉

| | |
|---|---|
| 海芙蓉 | |
| 九層塔、紅辣椒 | |
| 醬油 | |
| 沙拉油 | 1茶匙 |

4. 涼拌蘆筍

| | |
|---|---|
| 綠蘆筍 | |
| 低熱量沙拉醬 | 1湯匙 |

5. 番茄蛋花湯

| | |
|---|---|
| 番茄 | |
| 蛋 | 1/6個 |

6. 哈密瓜　　　　　1/4個

## 星期四（低熱量1200大卡食譜）

### 早餐

1. 飯　　　　　　　　　2/3碗
2. 洋蔥炒蛋
   洋蔥
   蛋　　　　　　　　　1個
   沙拉油　　　　　　　1茶匙
3. 拌番薯葉
   番薯葉
   蒜仁醬油

### 點心（可以隨意使用者）

1. 健怡可口可樂、健怡雪碧
2. 仙草、愛玉、洋菜凍、檸檬汁、咖啡（代糖）

### 午餐

1. 飯　　　　　　　　　3/4碗
2. 清蒸排骨
   小排骨　　　　　　　3小塊
   白蘿蔔
   胡蘿蔔
   香菇
3. 紅燒素腸
   豆腸　　　　　　　　40公克
   蔥、薑、醬油
4. 炒青菜
   青江菜
   沙拉油　　　　　　　1湯匙
5. 冬瓜湯
6. 葡萄　　　　　　　　8個

### 晚餐

1. 玉蜀黍（水煮）　　　1/3桃
2. 小餐包　　　　　　　2個
3. 烤雞排
   雞胸肉　　　　　　　30公克
   黑胡椒
   醬油
   沙拉油　　　　　　　1茶匙
4. 水燙青菜
   四季豆
   胡蘿蔔
5. 沙拉
   生菜
   低熱量沙拉醬　　　　1湯匙
6. 熱紅茶（不加糖）
7. 奇異果　　　　　　　1個

PART VI

## 星期五（低熱量1200大卡食譜）

### 早餐

1. 米苔目湯
   - 米苔目　　　　　125公克
   - 赤肉絲　　　　　40公克
   - 豆芽菜
   - 韭菜
   - 沙拉油　　　　　1茶匙
2. 水煮空心菜

### 點心（可以隨意使用者）

1. 健怡可口可樂、健怡雪碧
2. 仙草、愛玉、洋菜凍、檸檬汁、咖啡（代糖）

### 午餐

1. 水餃
   - 水餃皮　　　　　12張
   - 絞肉　　　　　　70公克
   - 高麗菜
   - 沙拉油　　　　　1茶匙
2. 滷海帶
3. 青菜豆腐湯
   - 小白菜
   - 豆腐　　　　　　1/4個
4. 泰國芭樂　　　　1/4個
   （或土芭樂1個）

### 晚餐

1. 飯　　　　　　　3/4碗
2. 芥蘭牛肉
   - 牛肉絲　　　　　40公克
   - 芥蘭菜
   - 沙拉油　　　　　1茶匙
3. 涼拌豆腐
   - 水豆腐　　　　　1塊
   - 蔥花
4. 涼拌茄子
   - 茄子
   - 蔥、薑、蒜
   - 醬油
5. 苦瓜湯
6. 葡萄柚　　　　　0.5個

## 星期六（低熱量1200大卡食譜）

### 早餐
1. 壽司
   | | |
   |---|---|
   | 飯 | 125公克 |
   | 蛋皮 | 1/3個 |
   | 肉鬆 | 5公克 |
   | 紫菜皮 | |
2. 醃小黃瓜
3. 奶茶
   | | |
   |---|---|
   | 紅茶包 | 1包 |
   | 低脂鮮奶 | 80c.c. |
   | 代糖 | |

### 午餐
1. 飯　　　　　　3/4碗
2. 清蒸鯧魚　　100公克
3. 青椒炒肉片
   | | |
   |---|---|
   | 肉片 | 20公克 |
   | 青椒 | |
   | 胡蘿蔔 | |
   | 沙拉油 | 1茶匙 |
4. 涼拌空心菜
   | | |
   |---|---|
   | 空心菜 | |
   | 薑絲、香油 | 幾滴 |
5. 竹筍湯
6. 蘋果　　　　　0.5個

### 晚餐
1. 陽春麵
   | | |
   |---|---|
   | 陽春麵 | 75公克 |
   | 小白菜 | |
   | 沙拉油 | 1茶匙 |
2. 滷豆包　　　　1.5個
3. 拌青菜
   | | |
   |---|---|
   | 韭菜 | |
   | 蒜仁醬油 | |
4. 加州李　　　　1個

### 點心（可以隨意使用者）
1. 健怡可口可樂、健怡雪碧
2. 仙草、愛玉、洋菜凍、檸檬汁、咖啡（代糖）

## 星期日（低熱量1200大卡食譜）

### 早餐
1. 菜包子　　　　　1個
2. 茶葉蛋　　　　　1個
3. 清豆漿　　　　　120c.c.
　　代糖

### 午餐
1. 乾拌米粉
　　乾米粉（水煮）　60公克
　　豆芽菜
　　韭菜
　　蒜仁醬油
　　香油　　　　　　幾滴
2. 涼拌干絲　　　　50公克
3. 不加糖泡茶
4. 荔枝　　　　　　5個

### 點心（可以隨意使用者）
1. 健怡可口可樂、健怡雪碧
2. 仙草、愛玉、洋菜凍、檸檬汁、咖啡（代糖）

### 晚餐
1. 飯　　　　　　　3/4碗
2. 蒜泥白肉
　　赤肉（水煮）　　60公克
　　蒜仁醬油
3. 雞絲拉皮
　　雞胸肉（拔絲）　20公克
　　洋菜
　　花瓜
　　胡蘿蔔
　　香菜　　　　　　幾滴
4. 炒青菜
　　四季豆
　　沙拉油　　　　　1茶匙
5. 白蘆筍湯
6. 櫻桃　　　　　　15個

資料提供：馬偕紀念醫院營養科

# 6 有益減肥的好食物

請把廚房內的垃圾食物扔掉，挪出空間放健康好食物，
這些食物具有抗氧化的效果，減少腸道內的發炎反應，
對於減下腰圍有極大幫助。

　　垃圾食品之所以不好，不只是因為其中所含的成
分有害健康，也因為這些食物隨手可得，害你總是破
功，所以一個成功的飲食計畫，一定要在你想伸手拿
出最有殺傷力的零食前，準備好替代食物。這樣不僅
能戒掉吃零食的壞習慣，還能藉由健康的替代食品，
讓你瘦得健康喔！

## 備用食品

1. **紫菜**：除了含有豐富的維他命A、$B_1$及$B_2$，最重
   要的就是它蘊含豐富纖維素及礦物質，可以幫
   助排走身體內之廢物及積聚的水分，從而收瘦
   腿之效。

2. **芝麻**：它的「亞麻仁油酸」可以去除附在血管
   內的膽固醇，令新陳代謝更好，減肥收腿就輕
   鬆得多。

3. **香蕉**：雖然卡路里很高，但脂肪卻很低，而且
   含有豐富鉀，又飽肚又低脂，可減少脂肪在下
   身積聚，是減肥時候的理想食品。

4. **蘋果**：蘋果含獨有的蘋果酸，可以加速代謝，減少下身的脂肪，而且它含的鈣量比其他水果豐富，可減少令人下身水腫的鹽分。

5. **紅豆**：紅豆所含的石鹼酸成分可以增加大腸的蠕動，促進排尿及減少便祕，從而清除下半身脂肪。

6. **木瓜**：它有獨特的蛋白分解酵素，可以清除因吃肉類而積聚在下身的脂肪，而且木瓜肉所含的果膠更是優良的洗腸劑，可減少廢物在下身積聚。

7. **西瓜**：它是生果中的利尿專家，多吃可減少留在身體中的多餘水分，而且本身所含的糖分也不高，多吃也不會致肥。

8. **蛋**：蛋內的維他命$B_2$有助去除脂肪，除此之外它蘊含的菸鹼酸及維他命$B_1$，可以去除下半身的肥肉。

9. **西柚**：大家早早便知西柚卡路里極低，多吃也不會肥，但原來它亦含豐富鉀質，有助減少下半身的脂肪和水分積聚。

10. **蒟蒻**：完全不含脂肪又美味，說到底也是減肥必食之物，原來它的豐富植物纖維更可以使下身的淋巴暢通，防止腿部腫得鬆泡泡。

PART

V

# 代謝症候群常見問題
## Q&A

「上工治未病」，代謝症候群是預防醫學的一環，
能在慢性病前期得到良好的治療，
避免醫療資源的消耗，
不管你愛不愛漂亮，以理想腰圍維護健康，
都是民眾自我管理的重要課題。

關於脂肪、減肥方法、代謝症候群你了解多少？
是否已做到「一朝瘦身，終生保持」的目標？
本篇集結門診時，病友最常問的問題，
幫助你釐清減肥迷思、減輕代謝症候群症狀。
成為你對抗肥胖，自我照護，真正的有力武器。

# Q1 為什麼代謝症候群要使用腹部肥胖作為標準？為什麼不用體脂肪率？體脂肪率不就是代表身體的脂肪多少嗎？

A 身上的脂肪分成兩種，一種是皮下脂肪，屬於脂肪儲存倉庫，另一種是內臟脂肪，屬於熱量儲存運送進出頻繁的脂肪細胞，這種脂肪細胞會把游離脂肪酸分泌到血管，過多的脂肪酸不僅傷害馬路，也會到處流竄破壞。

腰圍代表腹部肥胖，腹部肥胖代表內臟脂肪囤積多，這是使用體脂肪率無法表達的，因為體脂肪率代表全部身體脂肪占體重比例，其中皮下脂肪對心血管疾病風險是很小的。

⋯⋯⋯⋯⋯⋯⋯⋯⋯⋯⋯⋯⋯⋯⋯⋯⋯⋯⋯⋯⋯⋯⋯⋯⋯⋯⋯⋯⋯

# Q2 我聽說空腹血糖超過100mg/dL就是糖尿病前期，血壓超過120/80mmHg就是高血壓前期，現在醫學界又提出代謝症候群，連肥胖也當一種慢性病，這些是不是「恐嚇性行銷」手段？

A 糖尿病的診斷是：兩次以上空腹血糖值超過126mg/dL。

高血壓的診斷是：三次以上血壓值超過140/90 mmHg。

這些數據的切點都是人為性的切點，其實無論是血糖或是血壓，對心血管疾病的危險性的曲線是連續性、線性的，血糖值或是血壓值越高，危險性越大。

疾病的診斷牽涉到治療，而疾病前期的訂定牽涉到預防措施。現在的醫師都知道，當診斷出糖尿病的時候，已經有六成的胰島素細胞岌岌可危，即將衰竭，預防醫學應該將眼光放在疾病前期，才能防範於未然。

代謝症候群就是預防醫學的觀念，一個人集合了數個疾病前期的風險自然比較高。診斷代謝症候群是為了：

1. 了解自己的體質
2. 檢討可改變的
3. 矯正不良因子
4. 降低未來疾病風險

## Q3 飽受鼻過敏之苦的我，常常服用抗阻織胺的藥物，這是不是我一直瘦不下來的原因？

A 有些治療疾病的藥物會引起肥胖，舉出比較常見的藥物例如：

### 1.口服避孕藥

口服避孕藥內含雌激素導致食慾增加，脂肪代謝緩慢容易囤積招致肥胖。

### 2. 抗組織胺及部份精神安定劑

抗組織胺、精神安定劑或是抗憂鬱劑也是容易增加食物攝取、減低代謝能力，部分長期服用者會有體重增加的現象。

### 3. 腎上腺皮質醇（俗稱類固醇）

腎上腺皮質醇是一種賀爾蒙，臨床使用在治療氣喘，過敏疾病，自體免疫性疾病等等，長期使用會導致肥胖。

### 4. 抗憂鬱劑

### 5. 某些糖尿病用藥

提問者飽受鼻過敏之苦，所以長期服用抗阻織胺的藥物，基本上，治療過敏的抗阻織胺已進化至第二代的藥，鎮靜與增加食慾的副作用大大減少了，所以建議長期需要抗阻織胺的人，應選用第二代的藥。

## Q4 電視報章雜誌都有報導「減肥藥副作用」，減肥吃藥好嗎？

A 減肥的治療方法有非藥物的（飲食與運動）、吃藥的、手術、針灸、物理電療等等，各種形式的減肥方法，不外乎是針對兩個目的：

1. 減低食慾：讓你吃不下
2. 增加代謝：讓你熱量排泄

也就是達到「少吃多消耗」的基本原則。如果減肥者人人可以依靠飲食控制、運動來達到目的，世界上也不會發明藥物手術方法來協助，所以對某些人而言，經過醫學研究發明的藥物與手術，能夠給予莫大的幫助。但是正確觀念一定要有，藥物與手術是配角不是主角；「少吃多消耗」的基本原則，若沒有落實在日常生活，即使有藥物與手術也會復胖。如果要選擇藥物的方法，建議尋找正規的醫療單位。

## Q5 我現在辦理大學延畢，因為體重102公斤，怕畢業找不到工作，如何能在半年內瘦下來，買通便的瀉藥會有幫助嗎？

A 減肥時，體重的變化是「下樓梯」的過程，不是「溜滑梯」。過度嚴格的超低熱量減重法不是一般人身體承受得了的，即使可以，也會導致內分泌失調、月經不來、皮膚乾燥失去彈性、掉頭髮、疲倦無活力、促發膽結石與脂肪肝，憂鬱、焦慮、壓力過大等等。

合適的速度是3～6個月達到減重10%體重。減重過程，一開始體重減下來，必須依靠謹慎的節食，減下來的體重不讓它回升靠運動，所以減重曲線就像下樓梯一樣，毅力與耐心最重要。

食物的營養吸收在小腸，買通便的瀉藥作用主要在大腸，不會幫助減少脂肪的，除非腸道有長期便祕的壞習慣，買通便的瀉藥，不會對減肥油有幫助的。

**Q6** 開始減重的時候，我採取飲食紀錄，每天計算熱量控制在1000～1200大卡之間，忍耐了一個月，終於減了3公斤，胃好像縮小了，也漸漸習慣少吃。可是為什麼到現在3個月總共才減了5公斤，挫折感好深喔！我是不是處在停滯期？

**A** 在生理上，體重好像體溫一樣會設定在一定的範圍，當你增加體重的期間，腦中樞突破原始設定進階到新的範圍，身體勢必得經過適應期。

相同的，當你要減重的時候，腦中樞是有阻抗力的，它為了恆定，不讓你減重，所以你要給腦中樞對新的體重有一段適應期。

開始減重的時候，節食使我們原本每日2000大卡的習慣減少800大卡，累積7200大卡就可以減少1公斤肥肉。但是節食過程中，身體新陳代謝也跟著降低，之後1200大卡已經不再讓你降低體重了！

停滯期來臨，減重者通常會有的挫折感。這時期如果體重反彈2公斤，表示你已經鬆懈下來了。堅持耐心很重要，運動不要間斷，讓身體適應新的體重，期

待下一個階梯。

## Q7 我從小不敢喝白開水，覺得沒有味道很噁心，常喝飲料會是肥胖的主要原因嗎？

A 喝含糖飲料已經被醫學證實，是引發代謝症候群與糖尿病原因之一，去便利商店買一罐或是在外賣飲料店喝一杯飲料，熱量都有150～200大卡，如果一天喝3罐的話，就額外多了500大卡了，差不多等於兩碗飯。

有一些三餐吃很少的人，常常忽略零食、麵包與飲料的熱量，這些都是吃得少卻吃錯東西引起肥胖的主因。每人每天應該喝1500～2500cc的水，室外工作者更要注意喝水，減重者因減少攝食，常伴隨有便祕問題，應注意每天要喝2000cc的水，水在身體的吸收排泄也會增加新陳代謝。

從小不敢喝白開水的人，可以喝無糖茶葉茶或是花茶取代，減重者應該「戒掉」喝飲料的習慣。

**Q8** 朋友常常説我看起來不胖，可是我一直想再瘦一點，因為體脂肪計量我的體脂肪有32％，也就是説：「我不胖可是體脂肪高。」有沒有不胖的代謝症候群的人呢？

**A** 代謝症候群是三高與肥胖的問題，當然也有不胖的代謝症候群病人，例如血壓偏高、三酸甘油酯偏高還有血糖也高，就算有代謝症候群了，依據醫學統計，不胖的僅占所有代謝症候群的人的15％，也就説85％代謝症候群的人，都是有腰圍突出的狀況。

不胖卻有代謝症候群的人來自兩個因素，第一是家族遺傳體質，第二是來自食量不多，但是非常高糖、高油的泡芙族，泡芙族是一群不胖，可是體脂肪高的人，想要再瘦一點的話，要檢討自己吃的東西，也要多多運動。

**Q9** 身材從小就這樣，可是我仍然對要減肥這件事很不以為然，一直秉持著「要吃到死，也不要死沒吃（台語）」的信念，請問有沒有健康的胖子，一輩子也不會心臟病、腦中風的？

**A** 報章媒體常常有苗條身材的模特兒圖片，衛生單位也常常宣導要體重控制，社會上瀰漫著一股減

肥的熱潮，但是肥胖者也有話要說，真的變瘦就有好處嗎？

健康的胖子定義是雖然體重肥胖，但是沒有心血管危險因子的人，例如血壓、血脂、血糖都正常，健康的胖子占年輕肥胖者約40％，占中年肥胖者約20％，這些人可以保證現在的健康，可是未來呢？

資料分析發現，身體質量指數超過25的人，比起少於23的人，在未來十年，增加3倍的機會，得到高血壓，增加15倍的機會得到糖尿病，增加3倍的機會得到高三酸甘油酯症或是高尿酸。

此外，成人期體重增加，亦是發生第二型糖尿病的高危險群，每增加1公斤體重，可以增加16％的風險。所以若是能避免體重過重或是肥胖，並維持適當體重，有利於預防各種心血管危險因子的慢性病。

## Q10 兩個月來暴肥6公斤，自認為飲食與生活狀態沒有什麼改變，為什麼我到醫院要求檢驗我的新陳代謝率，醫師說沒有辦法驗？

A 身體細胞是活的，無時無刻不在進行新陳代謝。一般在醫學上說新陳代謝率太低造成肥胖，指的是甲狀腺功能低下的時候會導致肥胖，但是肥胖單方面源自甲狀腺功能低下者，實在是少於5％，如果你的

暴肥無法從生活改變解釋，醫師便會朝病源性肥胖檢查，例如：甲狀腺功能、腦下垂體功能或是腎上腺相關賀爾蒙抽血檢查。

新陳代謝率的檢查，並非是醫院的常規項目，也不是一般抽血的項目，需要精密的生理研究儀器來檢查，雖然已開發簡易測量儀器，但是精確度仍然有待商榷。

· · · · · · · · · · · · · · · · · · · · · · · · · · · · · · · · · · · · · · · ·

# Q11

我有輝煌的減肥紀錄，可是越減越肥，吃蘋果減重法、喝蔬菜湯減重法、針灸吃水煮肉減重法、代餐包減重法或是大燕麥減重法，還有吃減肥藥，開始有用，減掉2～3公斤就卡住了，再來一陣子就等著復胖，為什麼這麼難？我是不是內分泌失調還是新陳代謝太慢？

# A

體重決定因素三分靠體質，七分靠生活習慣，日本將肥胖或是代謝症候群，直接歸屬於「生活型態病」。

生活型態出了毛病，當然要檢討是哪一點出現問題，才能針對問題矯正改善，生活型態就是我們怎麼過24小時的，包含吃什麼，怎麼活動，怎麼工作，怎麼休閒，怎麼睡覺。生活型態生病了，單單使用吃蘋果喝蔬菜湯想來改善整個體質，可說緣木求魚。減

肥要用「減法」來面對，減去不必要的慾望，減肥要「用心」，去欣賞每一個小角落，感恩小碗內的清淡美食，喜愛運動流汗的感覺。

**Q12** 媽媽有高血壓與高血脂，已經治療5年了，最近抽血檢查醫師說也有血糖過高的問題，轉介給營養師，這是屬於代謝症候群嗎？

**A** 雖然代謝症候群大多屬於疾病前期階段，但是已經有高血壓與高血脂的，也算有兩項危險因子，若加上高血糖或是腹部肥胖，也是代謝症候群。代謝症候群在慢性疾病中的角色是：

1. 出現一項慢性病即要檢查其他項，例如有高血壓，必須檢查血糖、血脂與注意體重控制。
2. 有多項異常應同時治療矯正。
3. 定期追蹤檢查。

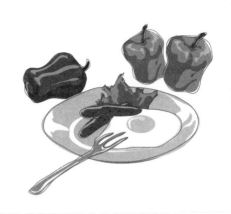

PART V

# Q13

3年來，我一直有高血壓與糖尿病的毛病，當護士的女兒嚴格管控我的飲食，受不了飢餓，我每次說要出去運動，可是走著走著就自然走到巷口麵店，吃完麵才回家，血糖也都在200mg/dL左右，但是也曾經低血糖，低到50mg/dL，這怎麼減肥啊？

A　嚴格的飲食控制被食慾中樞打敗的時候，別氣餒。在親情、理智與慾望拉鋸戰，一週七戰之中若有一次過麵店而不入，就算一次勝利，每一場勝利就給自己拍拍手。

有慢性疾病的人，飲食控制可採取漸進性減少，減重速度目標也減緩，想想看，一個月減少1公斤，一年也有12公斤的好成績，高血壓糖尿病的藥物可以因而減少劑量，身體舒暢，精神愉快。

# Q14

連續兩年的體檢都有脂肪肝，有的醫師說沒關係，有的醫師說脂肪肝也會變成肝硬化、肝癌，怎樣才能改善脂肪肝？

A　：脂肪肝是最常見的肝臟疾病，肝細胞會呈現脂肪空泡變性的現象，一般人脂肪肝診斷是由肝超音波檢查得知。

脂肪肝的原因，分為「酒精性脂肪肝」和「非酒精性脂肪肝」，非酒精性脂肪肝與肥胖、糖尿病和代謝症候群有關。

日本追蹤205位非酒精性脂肪變性發炎的病人，其中64位病人肝切片已經有纖維化現象，在平均60個月觀察後，有7位病人產生肝癌，所以在病毒性肝炎已受控制的地區，「肥胖脂肪肝肝癌」三部曲將會取代B型肝炎。

大多數肥胖者有脂肪肝，若是肝功能異常已經進展成脂肪變性肝炎，建議溫和漸進性的減輕體重，因為太快速減肥，反而會使得肝脂肪變性加重。

內臟油脂的代表即是肝內脂肪囤積，也是代謝症候群和糖尿病的元兇，但是累積多了要人命。

## Q15 我已經吃得很少了，為什麼沒有辦法減肥？

A 這是最常被問的問題，也是一個好問題。基本上，每一個人「吃得很少」的認知都不一樣，A君與B小姐都說「吃得很少」，他們真正進食的食量可不一樣呢！所以將一天所吃的東西種類與量都寫下來，以熱量估計的方法算出來到底吃多少，是一個好方

法，但是因為麻煩，常常是惹人嫌，不到5%的減重者願意飲食紀錄（即使知道願意飲食紀錄者，減重成功率高）。

　　在經驗上，很多人認為吃得少的是指正餐，而將飲料、水果、麵包、零嘴忽略。吃得少、又無法減重的人，身體正處於熱量進出的平衡之中，也就是吃的熱量少，消耗的熱量也不多。若要減重，勢必打破這樣的平衡，「吃得比現在少一半，動得比現在多一倍」，最重要的持之以恆，「歡喜運動，歡喜瘦」。

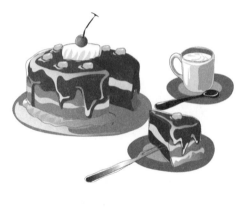

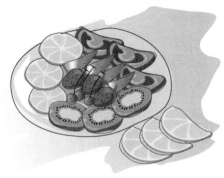

## 1. 如何幫助孩子減輕體重？

在台灣2～15歲的孩子，約有16％的男孩，11％女孩有肥胖問題，肥胖也導致兒童有心血管危險因子（包含血糖過高、血脂肪過高還有血壓偏高等），這些就是代謝症候群。

### 肥胖小女生月經來得比較早

肥胖的後遺症從小時候開始就會留下痕跡，例如在3歲小孩的主動脈就可以觀察到有脂肪斑塊，肥胖的小孩血壓偏高，血管內皮細胞功能失調，心臟的左心室肥大，胰島素阻抗。

肥胖小女生的月經來得比較早，乳房發育也較早未來身高不容易長高。小孩子有糖尿病的大部分是需要胰島素的第一型糖尿病，近十年來，孩子的第二型糖尿病盛行率越來越多，也是與兒童體重過重肥胖問題有關。有英國的研究發現，11歲的孩子，如果體重超重或是肥胖，就有可能未來在成人期也會肥胖，而一生將會飽受健康方面的折磨。

小孩子不一定理會身體的健康影響，他們在意的是因體型而缺乏自信，怕被同學嘲笑或排斥難以建立朋友關係。

### 不建議使用減肥藥物

孩子的細胞是活的，能量有進有出，只要讓健康

的吃，內化成為習慣，慢慢將肥油減少，增加肌肉組織就可以改善新陳代謝，代謝症候群的症狀也會回轉成為正常。

孩子的肌肉骨骼、身體器官處在生長發育之中，雖然知道孩子體重過重，但是不強調要使用節食減輕體重，更不主張使用減肥藥物，而是主張多教導健康飲食的選擇和控制，還有讓孩子在遊戲中喜歡運動與活動。

這些觀念與習慣如果要內化融入習慣之中，必須全家的配合，絕對不可以讓孩子認為，肥胖是自己的錯，不可以讓孩子孤單的吃小分量的食物，孩子心理會以為是一種處罰，挫折感並不利於減重。

有關兒童的體重控制，父母親的飲食行為有絕對的影響力，家人的支持與配合是兒童減肥的最重要考慮要素。

### 具體可行的方法

1. 陪比說更有效：陪孩子吃飯，比告訴他要減肥來得有用，吃東西進食是愉快的來源，這些快樂不只是食物的美味，也來自人際關係融洽的好心情，自然吃的東西不用多，也會覺得愉快。

2. 不要以食物當成獎勵：孩子好的表現需要父母看得到，說出來，以食物當獎勵可能養成孩子對食物的渴望，一旦有機會即大量進食。

3. 不要怕孩子吃不飽：腸胃的消化能力自己最知道，

只要成長曲線良好，不強迫孩子吃完。

4. 收好零食：家長可以製造良好的體重控制環境，減少唾手可得的食物，要吃東西要走上幾步路。

5. 非得吃宵夜零食，可將低脂牛奶當宵夜零食。

6. 不要只有孩子一個人自己控制飲食，家裡其他人也要減少甜食零食。

7. 讓孩子有一項運動的學習（如果孩子有補習的話）。

8. 準備孩子的餐盤：主食與配菜都在上面，每週減兩口的量。

9. 吃東西要固定位置，只有餐桌可以吃東西。

10. 讓孩子有喝水的習慣，家裡要煮開水，孩子出門要帶開水。

11. 讓孩子有吃青菜與水果的習慣。

12. 學童上學，要帶開水與水果：兩份水果先洗好、切好，保鮮盒裝好帶出門。

13. 可以引入五穀雜糧飯：如果孩子不喜歡，白米與雜糧混合從少的比例開始。

14. 多看書少看電視的習慣：培養孩子除了美食之外的興趣。

15. 養成在家吃早餐的習慣：除了早餐，不要使用麵包蛋糕飲料當一餐。

16. 漸漸減淡食物的口味。

國家圖書館出版品預行編目資料

減腰圍多活幾年 / 黃麗卿 著. --- 第一版. ---
臺北市：文經社, 民2008. 11
　　面 ；　　公分. ---（家庭文庫；C166）

ISBN-10：957-663-548-9
ISBN-13：978-957-663-548-9（平裝）
1. 減重　2.新陳代謝　3.肥胖症　3.健康法

411.94　　　　　　　　　　　97016939

**⊙文經社**

文經家庭文庫 C166

# 減腰圍多活幾年

著 作 人 — 黃麗卿
發 行 人 — 趙元美
社 　 長 — 吳榮斌
主 　 編 — 林淑雯
美 術 編 輯 — 游萬國
出 版 者 — 文經出版社有限公司
登 記 證 — 新聞局局版台業字第2424號
＜總社・編輯部＞：
地 　 址 — 104 台北市建國北路二段66號11樓之一（文經大樓）
電 　 話 —（02）2517-6688（代表號）
傳 　 真 —（02）2515-3368
E - m a i l — cosmax.pub@msa.hinet.net
＜業務部＞：
地 　 址 — 241 台北縣三重市光復路一段61巷27號11樓A（鴻運大樓）
電 　 話 —（02）2278-3158・2278-2563
傳 　 真 —（02）2278-3168
E - m a i l — cosmax27@ms76.hinet.net
郵 撥 帳 號 — 05088806文經出版社有限公司
新加坡總代理 — Novum Organum Publishing House Pte Ltd.　　TEL:65-6462-6141
馬來西亞總代理 — Novum Organum Publishing House (M) Sdn. Bhd.　TEL:603-9179-6333
印 刷 所 — 通南彩色印刷有限公司
法 律 顧 問 — 鄭玉燦律師（02）2915-5229
發 行 日 — 2008年 11 月　第一版第 1 刷

定價／新台幣 220 元　　　Printed in Taiwan